"十三五"国家重点出版物出版规划项目

增材制造技术丛书

多孔钛骨科植入假体增材制造工程学基础

Engineering Fundamentals of Additive Manufacturing for Porous Titanium Orthopedic Implants

李 祥　王 林　王 玲　李慧武　苏秀云　著

国防工业出版社

·北京·

内 容 简 介

本书共8章，重点介绍了骨科植入假体的发展现状和趋势，个性化多孔钛骨科植入假体的多尺度建模和一体化设计方法。重点讲述了多孔结构的优化设计，EBM和SLM多孔钛增材制造技术，多孔钛孔隙结构特征、动静态力学性能等物理特性的检测，以及多孔钛表面改性方法及其生物相容性，结合临床实际需求，针对不同病例开展的个性化骨科植入假体的设计和临床应用。

本书主要供医工交叉领域特别是3D打印多孔钛骨科植入物研发方面的研究人员、高等院校、科研院所从事骨科植入物科研工作的研究生，关注医学增材制造技术领域且具备中等教育水平的人员参考使用。

图书在版编目(CIP)数据

多孔钛骨科植入假体增材制造工程学基础/李祥等著．—北京：国防工业出版社，2021.11
（增材制造技术丛书）
"十三五"国家重点出版项目
ISBN 978-7-118-12437-8

Ⅰ.①多… Ⅱ.①李… Ⅲ.①假体-快速成型技术 Ⅳ.①R318.1

中国版本图书馆 CIP 数据核字(2021)第 236817 号

※

国防工业出版社出版发行
（北京市海淀区紫竹院南路23号 邮政编码100048）
雅迪云印（天津）科技有限公司印刷
新华书店经售

*

开本 710×1000 1/16 印张 14¾ 字数 299 千字
2021年11月第1版第1次印刷 印数 1—3000 册 定价 130.00 元

（本书如有印装错误，我社负责调换）

国防书店：(010)88540777 书店传真：(010)88540776
发行业务：(010)88540717 发行传真：(010)88540762

丛书编审委员会

主任委员
卢秉恒　李涤尘　许西安

副主任委员（按照姓氏笔画顺序）
史亦韦　巩水利　朱锟鹏
杜宇雷　李　祥　杨永强
林　峰　董世运　魏青松

委　员（按照姓氏笔画顺序）
王　迪　田小永　邢剑飞
朱伟军　闫世兴　闫春泽
严春阳　连　芩　宋长辉
郝敬宾　贺健康　鲁中良

总　序
Foreword

　　增材制造（additive manufacturing，AM）技术，又称为3D打印技术，是采用材料逐层累加的方法，直接将数字化模型制造为实体零件的一种新型制造技术。当前，随着新科技革命的兴起，世界各国都将增材制造作为未来产业发展的新动力进行培育，增材制造技术将引领制造技术的创新发展，加快转变经济发展方式，为产业升级提质增效。

　　推动增材制造技术进步，在各领域广泛应用，带动制造业发展，是我国实现强国梦的必由之路。当前，推动制造业高质量发展，实现传统制造业转型升级等，成为我国制造业发展的重中之重。在政府支持下，我国增材制造技术得到了迅速的发展，增材制造技术与世界先进水平基本同步，高性能复杂大型金属承力构件增材制造等部分技术领域已达到国际先进水平，已成功研制出光固化成形、激光选区烧结成形、激光选区熔化成形、激光净成形、熔融沉积成形、电子束选区熔化成形等工艺装备。增材制造技术及产品已经在航空航天、汽车、生物医疗等领域得到初步应用。随着我国增材制造技术蓬勃发展，增材制造技术在各领域方向的研究取得了重大突破。

　　增材制造技术发展日新月异，方兴未艾。为此，我国科技工作者应该注重原创工作，在运用增材制造技术促进产品创新设计、开发和应用方面做出更多的努力。

　　在此时代背景下，我们深刻感受到组织出版一套具有鲜明时代特色的增材制造领域学术著作的必要性。因此，我们邀请了领域内有突出成就的专家学者和科研团队共同打造了这套能够系统反映当前我国增材制造技术发展水平和应用水平的科技丛书。

"增材制造技术丛书"从工艺、材料、装备、应用等方面进行阐述，系统梳理行业技术发展脉络。丛书对增材制造理论、技术的创新发展和推动这些技术的转化应用具有重要意义，同时也将提升我国增材制造理论与技术的学术研究水平，引领增材制造技术应用的新方向。相信丛书的出版，将为我国增材制造技术的科学研究和工程应用提供有价值的参考。

卢秉恒，中国工程院院士，西安交通大学教授。

前言
Preface

增材制造(又称 3D 打印)技术是基于材料堆积法的一种高新制造技术,被认为是近 30 年来制造领域的一项重大成果。该技术优势在于能实现设计制造一体化、降低约 50%制造费用、缩短约 70%加工周期。增材制造技术对未来医学的发展具有不可估量的作用,是推动 21 世纪医疗个性化的重要技术支撑。骨科植入假体的临床应用已有百年历史,取得了极大的成功,但长期的临床应用也暴露出一些问题,突出表现在功能性、免疫性和服役寿命等方面不能很好地满足临床需求。增材制造技术为骨科植入假体的开发带来了革命性变化,使植入假体的设计理念和多孔结构的制造方法发生了颠覆性变革。利用增材制造技术制作医学模型、手术导板、植入假体以及人体组织器官的研究取得可喜的进展,已成功应用于临床,并取得良好成果。

从医学的角度阐述增材制造多孔钛/钽骨科植入假体临床应用的相关文章和书籍已有不少,但从医工交叉的角度出发,着重介绍骨科植入假体优化设计、制造等工程学方面内容的书籍甚少。本书从医工交叉的角度出发,整合了上海交通大学、西安交通大学、南方科技大学等在国内较早开展相关研究团队的科研成果,重点阐述了基于增材制造技术的多孔钛骨科植入假体的优化设计、制造、理化和生物学性能评价、临床应用案例等多方面内容。上海交通大学李祥教授团队主要研究方向是增材制造与生物医疗,负责书稿整体架构设计,以及骨科植入假体的优化设计、制造、理化性能检测评价等内容；南方科技大学医学院王林教授团队长期从事脊柱方面的临床工作与应用基础研究，主要负责本书中多孔钛生物学性能评价等内容；上海交通大学医学院附属第九人民医院李慧武教授团队擅长髋膝关节相关疾病的诊治，开展了大量的增材制造多孔钛植入假体的临床应用研究，为本书提供了诸多临床应用案例；西安交通大学王玲教授长期从事生物力学方面的研究，在本书中负责个性化假体重建盆骨系统有限元分析，以及增材制造个性化聚醚醚酮胸肋骨假体设计及临床应用等相关内容。本书旨在面向临床实际问题和切实需求，以增材制造技术和骨科植入假体为切入点，分享团队在医工交叉领域的科研成果和经验，探讨增材制造技术在多孔钛骨科植入假体开发方面的可行性、技术优势以及潜在的临床应用前景。

作者

目 录
Contents

第 1 章　绪论

1.1　增材制造技术简介　　... 001

1.2　骨科植入假体简介　　... 002

1.3　个性化骨科植入假体发展现状　　... 004

1.4　增材制造技术医疗应用现状　　... 007

1.5　增材制造医疗器械关键技术要求　　... 012

参考文献　　... 014

第 2 章　医学影像三维重建与医学模型、手术导板制作

2.1　医学影像三维重建技术简介　　... 015

2.2　增材制造医学模型　　... 020

2.3　手术导板设计与增材制造及应用案例　　... 025

参考文献　　... 031

第 3 章　骨科植入物孔隙结构设计

3.1　传统孔隙结构设计方法　　... 032

3.2　基于 TPMS 模型的孔隙结构设计　　... 036

3.3　梯度孔隙结构设计　　... 040

3.4　单元融合方法　　... 044

3.5　孔隙结构拓扑优化　　... 050

参考文献　　... 056

第 4 章
植入物力学性能分析与组织再生模拟

4.1 多孔结构力学性能的有限元分析 ... 058
4.1.1 有限元法基本原理 ... 058
4.1.2 孔隙结构有限元分析 ... 059

4.2 多孔结构模量各向异性分析 ... 063
4.2.1 模量各向异性的定量描述 ... 063
4.2.2 不同多孔结构的各向异性分析 ... 066

4.3 多孔结构的内部流场分析 ... 069
4.3.1 渗透理论 ... 069
4.3.2 多孔结构渗透率的数值计算 ... 070
4.3.3 多孔结构内部流场分析 ... 071

4.4 曲率驱动组织生长 ... 074
4.4.1 TPMS 单元表面曲率 ... 074
4.4.2 曲率驱动组织生长模拟 ... 076

4.5 个性化假体重建盆骨系统有限元分析 ... 079

参考文献 ... 087

第 5 章
多孔钛增材制造与理化性能分析

5.1 EBM 技术制造多孔钛 ... 088
5.1.1 EBM 技术简介 ... 088
5.1.2 EBM 多孔钛 ... 090

5.2 SLM 技术制造多孔钛 ... 091
5.2.1 SLM 技术简介 ... 091
5.2.2 SLM 多孔钛 ... 092
5.2.3 SLM 多孔钽 ... 093

5.3 EBM 与 SLM 技术特点对比 ... 095

5.4 增材制造多孔钛后处理 ... 097

5.5 多孔钛理化性能检测分析 ... 099
5.5.1 光学显微镜和扫描电镜观测 ... 099

5.5.2　多孔钛孔隙结构 X 射线 CT 检测 … 104
5.5.3　多孔钛静态力学性能测试 … 111
5.5.4　多孔钛疲劳力学性能测试 … 118
5.5.5　SLM 多孔钛与 EBM 多孔钛性能比较 … 121

5.6　仿生梯度多孔钛力学性能分析 … 125

参考文献 … 130

第 6 章　多孔钛生物学性能改善与评价

6.1　多孔钛表面改性 … 133
6.1.1　多孔钛表面微纳米形态构建 … 135
6.1.2　仿生涂层制备 … 138
6.1.3　PLGA-HA 涂层制备方法 … 140

6.2　多孔钛/聚合物/羟基磷灰石复合支架的制备 … 140
6.2.1　复合支架的制备方法 … 141
6.2.2　复合支架结构表征 … 141

6.3　多孔钛生物学性能评价 … 143
6.3.1　体外细胞相容性试验 … 143
6.3.2　动物试验 … 148

6.4　多孔钛/壳聚糖海绵/生物陶瓷复合支架促进糖尿病条件下的成骨 … 153
6.4.1　体外细胞试验 … 154
6.4.2　动物试验 … 158

参考文献 … 163

第 7 章　多孔结构椎间融合器设计

7.1　椎间融合器概述 … 165
7.1.1　椎间融合器的诞生 … 165
7.1.2　椎间融合器的设计原理 … 166
7.1.3　常见椎间融合器类型 … 167

7.2 多孔钛椎间融合器设计 ... 170
7.2.1 均质多孔椎间融合器设计 ... 170
7.2.2 增强型多孔椎间融合器设计 ... 172
7.2.3 梯度多孔椎间融合器设计 ... 172

7.3 多孔钛椎间融合器力学性能有限元分析 ... 175

7.4 梯度多孔钛椎间融合器生物学评价 ... 179

参考文献 ... 185

第 8 章 个性化骨科植入物设计与临床应用

8.1 个性化口腔颌面修复体设计 ... 188
8.1.1 个性化下颌骨修复体设计 ... 188
8.1.2 颅颌面修复体设计 ... 200

8.2 个性化脊柱类植入物设计 ... 203
8.2.1 个性化椎间融合器设计 ... 203
8.2.2 个性化人工椎体设计 ... 205

8.3 个性化骨盆假体设计 ... 208

8.4 增材制造个性化多孔钛假体在关节翻修中的应用 ... 210

8.5 增材制造个性化聚醚醚酮胸肋骨假体设计及临床应用 ... 213

8.6 SLM 多孔钽假体临床应用 ... 218

参考文献 ... 221

第1章
绪论

1.1 增材制造技术简介

增材制造（additive manufacturing，AM），又称 3D 打印技术，被贴上了新技术革命浪潮核心技术的标签后，媒体报道热度大大增加。其实增材制造并不能算是一项新技术，最早可追溯至 20 世纪 80 年代：1986 年世界上第一台增材制造设备诞生，然而，增材制造技术引起国内外社会各界广泛关注却是近几年的事。与传统制造业的"减材制造技术"不同，增材制造技术遵从的是加法原则，可以根据三维计算机辅助设计（CAD）数据直接制造三维实物模型，不再需要传统的刀具、夹具和机床。

增材制造技术基本原理：增材制造技术是基于材料堆积法的一种高新制造技术，被认为是近 20 年来制造领域的一个重大成果。它集机械工程、CAD、逆向工程技术、分层制造技术、数控技术、材料科学、激光技术于一体，可以自动、直接、快速、精确地将设计思想转变为具有一定功能的原型，或者直接制造零件，从而为零件原型制作、新设计思想的校验等方面提供了一种高效低成本的实现手段。该技术是在计算机控制下，基于离散、堆积的原理采用不同方法堆积材料，最终完成零件的成形与制造的技术。从成形角度看，增材制造成形零件可视为"点"或"面"的叠加，成形设备从 CAD 电子模型中离散得到"点"或"面"的几何信息，再与成形工艺参数信息结合，控制材料有规律、精确地由点到面、由面到体地堆积。从制造角度看，增材制造技术根据 CAD 造型生成零件三维几何信息，通过控制多维系统，用激光束或其他方法将材料逐层堆积而形成原型或零件。目前，增材制造的工艺方法已有几十种之多，其中主要工艺有 5 种基本类型：光固化成形工艺、分层实体制造成形工艺、选择性激光烧结成形工艺、熔融沉积制造成形工艺和三维印刷成形工艺。

英国《经济学人》杂志认为，增材制造技术将与新能源、互联网技术一起推动实现新的工业革命，将这项技术列为第三次技术革命范畴；美国《时代》周刊已将增材制造产业列为"美国十大增长最快的工业"之一。美国政府将人工智能、增材制造、机器人作为重振美国制造业的三大支柱，其中增材制造是第一个得到政府扶持的产业。中国在增材制造科研方面已经颇具实力，某些技术已经领先全球，但是在商业化应用和产业化方面滞后。目前，我国工业和信息化部也制定了增材制造技术路线图、中长期发展战略、增材制造技术规范和标准，以及增材制造产业发展的专项财税政策。增材制造技术的应用领域十分广泛，包括日常消费商品和电子产品、汽车、航空航天、医疗、工业、科研等。其中，增材制造技术在航空航天和医疗领域的应用增长较快。但由于受制于材料、成本、打印速度、制造精度等多方面因素，这项技术并不能完全取代传统的减材制造法，未来相当长的一段时间内两种生产方式将并存、互补。

1.2 骨科植入假体简介

我国的骨科专业在20世纪80年代之前发展艰难，但是为骨科器械行业的发展打下了一定的基础。骨科植入器械由手术器械演变而来，早期发展相对缓慢，在研发水平、生产工艺和市场营销等各方面都与国际先进水平有着较大的差距。随着国家经济实力和科研实力的迅速提高，尤其是21世纪以后跨国企业进入中国市场，带动了国内企业快速发展。在不断的学习和竞争中，国产的骨科器械在各方面都取得了长足的进步，逐渐开始打破外资垄断的格局。

骨科植入物假体可以分为创伤类、脊柱类、关节类和其他类型，前三者可以占到骨科器械市场份额的80%以上。创伤类产品主要用于对各类骨折损伤进行复位、固定并维持稳定，主要包含接骨板（锁定钢板和普通钢板）、髓内钉、螺钉、骨针等固定装置，如图1-1所示，根据使用部位的不同又可以分为内固定和外固定两大类，在实际应用中内固定器械使用率约占内、外固定器总体的95%。关节类产品通常包含一些人工关节假体，如图1-2所示的人工膝关节，用于置换或重建因关节炎、骨质增生、风湿、骨肿瘤或者过度运动损伤等造成损伤或周围骨缺损，用保守治疗又无效的关节，使患者恢复正常的关节功能和行动能力、减轻病变导致的关节疼痛。由于这类器材需要长期植入体内，因此产品要求尽可能模拟人体生理关节运动状态和功能，对稳定性和植入材料的生物组织相容等性能的要求较高。其中，髋关节和膝关节假体约占到了所有产品的一半以上。脊柱是人体最重要的骨骼系统之一，主要由椎骨小骨头、椎间盘、韧带、肌肉和关节组成，常见的脊柱疾病包括各类畸形、肿瘤和骨折及退化、椎体与椎间盘脱位等，主要病因可能是骨质疏松、骨关节炎等病理性原因，也可能是不良的生活习惯造成的慢性损伤或者意外性创伤。除药物治疗和物理治疗等保守治疗方式之外，脊柱类疾病的治疗方法还有椎体成形微创介入疗法。

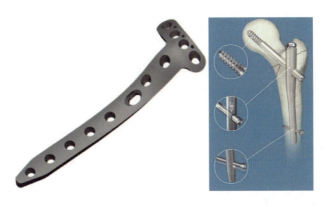

图1-1　接骨板和髓内钉

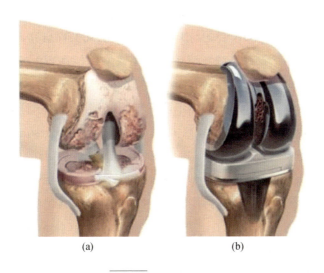

图1-2　人工膝关节

(a)植入前(before)；(b)植入后(after)。

市场调研公司 Allied Market Research 的一份报告显示，2016 年全球骨科植入物市场规模达到 472.61 亿美元，预计到 2023 年将达到 747.96 亿美元。2017 年—2023 年，预测期间年复合增长率为 6.8%。数据显示，中国骨关节内植入物的手术量由 2012 年的大约 170 万例增加至 2016 年的 290 万例，年复合增长率为 13.8%，预计 2021 年将增加至 470 万例（数据将于 2022 年 3 月更新），2016 年—2021 年的年复合增长率为 10.2%。按收入计算，中国整体骨关节内植入物市场规模预期于 2021 年增长至人民币 203 亿元，2016 年—2021 年的年复合增长率为 10.6%，关节类和脊柱类规模预期将分别增长至人民币 78 亿元及人民币 51 亿元，于 2016 年—2021 年之间以上两类年复合增长率分别为 13.7% 及 9.5%。

从整体来看，我国骨科植入行业整体渗透率还很低，国产品牌的集中度较低，但是可增长空间大，市场潜力充足。

1.3 个性化骨科植入假体发展现状

以人工膝关节为例，最早的膝关节切除成形术治疗关节炎方法是 Fregusson 在 1861 年提出的。一般认为 Verneuil 于 1863 年第一次进行了间置式膝关节成形术，截除了膝关节两骨的关节面，然后在中间植入了关节囊瓣。1987 年，英国 CORIN 公司与 FINSBURG 公司共同研究，设计了一套人工关节假体的个性化设计系统。该系统使用数字化仪将病患的 X 光片和 CT 扫描片输入到计算机中作为参考尺寸，通过自动修正现有的关节尺寸，完成人工关节假体的设计。20 世纪 90 年代后期，能够通过电子计算机断层扫描（computed tomography，CT）和磁共振成像（magnetic resonance imaging，MRI）或者激光测量的方法，得到病患股骨关节、胫骨平台的形态结构尺寸，并进行手术模拟及加工仿真。典型的例子便是德国 ALDLNGER 系统，它将 CT 扫描提供的膝关节数据进行计算机数字重建，由 CAD 系统设计出膝关节假体，然后再由加工中心加工。美国克莱姆森大学（Clemson University）的 CAD/CAM 研究小组建立了膝关节数据库。数据库的内容包括利用人体解剖分析技术及 CT 扫描、X 光片等技术所得的人体膝关节信息，使用数据库可以实现针对病患者的具体病状进行具体分析与设计、制造膝关节假体。近些年来，信息、生物、材料这三大技术以及工业技术的发展速度持续飞跃，膝关节置换手术的发展也一直被推动着前进。不过，膝关节假体的设计与生产中还存在某些技术缺陷，如标准化假体产品不能完全匹配病患造成的术后不适、假体造价昂贵、生产周期长等问题，均有待解决。

人工髋关节仿照人体髋关节的结构，将股骨柄部插入股骨髓腔内，利用球头与髋臼或髋臼假体配合形成旋转，实现髋关节的运动功能。人工髋关节假体如图1-3所示。

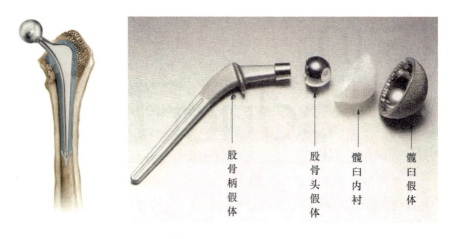

图1-3　人工髋关节假体

人工髋关节假体与骨组织之间的固定方式可以分为非骨水泥固定和骨水泥固定两种。非骨水泥固定主要依靠骨整合过程，即通过骨长入或骨长上的方式使骨组织和假体相连接，前者是指骨组织长入假体的多孔表面内部，而后者是指骨组织长到假体的粗糙面表面上。故相比于骨长上，骨长入能在骨组织与假体之间形成更牢靠的结构。V. Goriainov等对以非骨水泥固定方式的髋臼杯和以骨水泥固定方式的髋臼杯进行了研究，通过试验发现在没有宿主骨干扰的情况下，虽然非骨水泥杯(trabecular metal cups，TM Cups)比骨水泥杯表现得略不稳定，但TM Cups仍然具有显著的初始稳定性。非骨水泥和骨水泥固定这两种方式均具有优异的临床随访结果，我国多数关节外科医师最常选择的固定方式是非骨水泥固定。目前，多孔结构是改进假体表面骨整合性能的最新进展和关注热点。

对于股骨柄假体，F. F Aljassir等使用功能梯度材料(FGMs)制作股骨柄假体，研究发现 FGMs 能有效降低应力，同时应力分布得更为均匀。这说明使用 FGMs 作为股骨柄材料将更好地减小人工关节应力和应力遮蔽效应，最终改善人工髋关节的短期和长期性能。除了材料，全髋关节置换假体的几何形状设计一直是研究的焦点，M. Reimeringer 等对股骨柄长度对初始稳定性的影响做了研究，他们选择了两种无骨水泥楔形股骨柄，分别为直形股骨柄（Profemur® TL）以及弯曲形短股骨柄（Fitmore® stem），并改变其长度。利用有限元的方法模拟快速行走和上下楼梯两种状态，研究结果表明，在同一股骨柄长度下，弯曲形股骨柄微动低于直形股骨柄。另外，随着股骨柄长度的减小，股骨柄微动增加，但是始终保持在微动阈值以下。所谓微动阈值，根据 B. Pilliar 等的研究结论：骨与种植体之间的相对运动低于 $30\,\mu m$ 可促进骨整合，高于 $150\,\mu m$ 会导致纤维性而不是骨性附着，从而导致后期松动。C. A. Engh 等的研究同样表明，低于 $40\,\mu m$ 的相对运动显示出良好的骨整合性能，高于 $150\,\mu m$ 的相对运动则导致了纤维附着，表明股骨柄长度对初始稳定性没有显著影响。事实上，较短的股骨柄具有保留骨存量、优化负荷传递、降低应力遮挡并且减轻患者疼痛等优点。

在髋臼杯假体设计方面，丁秀敏等通过建立半球髋臼、椭球髋臼与骨盆的三维有限元模型，对比研究全髋置换后的骨性髋臼应力分布。研究表明，在相同的载荷条件下，椭球髋臼杯对骨性髋臼的应力分布更接近于正常骨性髋臼。L. C. Zhang 等使用选择性激光融化（SLM）制造了 β-Ti-24Nb-4Zr-8Sn 材料的髋臼杯，在没有任何后处理的情况下样品接近材料全密度值的 99%，并且与常规加工路线制备的材料相比具有相似的力学性能。A. Nicholas 等研究了植入物内的传统钛髋臼杯（POROCOAT acetabular cup，PAC）与一种新型多孔钛涂层髋臼杯（GRIPTION acetabular cup，GAC）在一定载荷下与骨组织的相对运动，发现传统的 PAC 较多孔 GAC 具有更少的相对运动，两种钛杯均能促进骨整合，尤其是在杯/骨界面处。同时，A. Nicholas 等发现，骨质密度（bone mineral density，BMD）对两种钛杯的相对运动均有显著性影响，且 PAC 植入物在低 BMD 值下显示出比 GAC 植入物更小的相对运动。这也就意味着，对于骨质疏松症患者，传统 PAC 可能比 GAC 更可取。不过这一发现还需要在有更大的样本量和临床条件下进行进一步研究。

目前，国内市场上使用的关节假体绝大部分来自于欧美生产商或者国内效仿欧美的生产商，这些假体是以欧美人群的关节结构为基础设计的，临床手术中医生均反映不能与国人关节骨骼形状匹配，存在诸多临床问题，因此，开发符合国人解剖学形态和行为特性的人工髋、膝关节具有重要的科学意义和实用价值。

1.4 增材制造技术医疗应用现状

增材制造思想起源于19世纪末的美国，当时美国研究出了照相雕塑和地貌成形技术，随后产生了增材制造核心制造思想，但是该技术到了20世纪80年代才得以发展和推广。21世纪随着计算机技术、材料科学技术、成像技术等基础科研的发展，增材制造技术得以开始大规模的应用。虽然现在存在许多增材制造工艺，但医疗产品中最常用的工艺是粉床熔融、立体光刻、熔丝制造和液体挤出。粉床熔融工艺依靠能量源（激光或电子束）选择性地熔化或烧结一层粉末（金属或聚合物），然后刷新以形成下一层。立体光刻工艺使用大量液体材料，用激光或投射系统产生的光源使其选择性固化，并通过移动成形表面来形成新的层。熔丝制造工艺在沉积点处熔化固体长丝使材料原位固化，通过将构建表面移离热源形成新的层。液体挤出工艺喷射液体，然后使其固化（固化方法可以包括曝光、溶剂蒸发或其他化学过程），并且通过将成形平台移离沉积尖端来形成新的层。

对于医疗产品而言，增材制造技术的一个优点是能够通过使用患者的医学影像成像来帮助制造在解剖学上与患者匹配的产品和手术仪器（称为患者匹配产品）。另一个优点是易于制造复杂的几何结构，从而可以制造使用传统（非增材）制造方法难以实现的工程化多孔结构、曲折内部通道和内部支撑结构。然而，由于增材制造过程中的分层制造过程，以及使用增材制造技术制造出产品的经验和临床应用历史相对缺乏等特点，对如何确定最终成品产品的最佳特性和评估方法，以及确定其最佳工艺验证和验收方法方面是一项挑战。

在医学领域，随着精准医学、个性化医学的发展，3D打印技术在骨科、齿科、手术导板、复杂手术器械、再生组织器官、助听器外壳、药品等领域得到广泛的应用。骨科主要是研究骨骼肌肉系统的解剖、生理和病理。骨肌系统常见疾病包括骨关节退行性病变、脊柱创伤及退行性病变、四肢创伤、骨缺损、骨质疏松及骨肿瘤等。骨科植入物假体是骨肌系统治疗的方式之一，植入物主要是全部或部分替代关节骨骼、软骨或肌肉骨骼系统。齿科方面，近年来，以软件设计为基础的牙科修复变得普及，很多牙科诊所、试验室或专业义齿生产企业都引入了增材制造技术。结合了增材制造的数字化口腔技术为牙科行业带来了精度高、成本低、效率高，以及与规范化生产链相符的口腔数据。许多牙科诊所或试验室都利用增材制造设备来制造患者牙齿模型，制作模型需要的三维数据可以通过直接扫描口腔来收集（扫描整个口腔大约需要 2min），或者通过间接扫描传统的物理模型的方式来收集。手术导板属于个性化手术工具的一种，包括关节导板、脊柱导板、口腔种植体导板等。手术导板是在患者做手术之前需要专门定制的手术辅助工具，其作用就是依据患者的解剖特征，将植入物与患者病理部位进行准确对接，以实现植入物的精准植入。增材制造假肢包括上肢矫形器、下肢矫形器、脊柱矫形器、上体假肢、下体假肢。这些产品一般需要个性化的定制，但是传统数控机床受到加工角度等因素的限制往往难以实现。增材制造药物方面，2016 年 3 月 23 日，Aprecia Pharmaceuticals 公司宣布，之前获得美国食品药物监督管理局（FDA）批准的产品 SPRITAM（左乙拉西坦）片剂正式上市，这是史上第一个 FDA 批准的使用增材制造技术制造的处方药产品。SPRITAM 适用于局部性癫痫、肌阵挛性癫痫和原发性全身性强直阵挛性癫痫发作的辅助治疗。

  目前，增材制造技术真正规模化成功用于临床治疗的领域主要在骨科与口腔科。一批基于增材制造技术的定制化截骨导板、骨科植入物、种植牙等已经获得欧盟 CE 认证和美国与 FDA 批准，被用于临床。2007 年，由意大利 Adler Ortho 和 Lima－Lt 公司开发出的增材制造多孔钛髋臼杯通过了 CE 认证。2010 年，美国 FDA 认证通过了 Exactech 公司的同类产品。2009 年，美国 AMT 公司采用增材制造技术生产的多孔钛椎间融合器也通过了欧盟 CE 认证。2013 年，美国首个生物打印的颅骨植入物产品获得 FDA 批准，这也是全球首个个性化的增材制造 PEEK 头骨植入物。在此基础上，2014 年美国 Oxford 公司获得 FDA 批准增材制造颌面骨产品。在 2015 年—2016 年期间，全球几大著名骨科医疗器械制造商：Zimmer、Smith&Nephew、Stryker、强生公司陆续推出了增材制造骨科植入物产品，这些产品经过多年的研发与验证，获得了 FDA 的批准，并正式进入到医疗市场。截至 2016 年 10 月，FDA 已批准了 85 个增材制造植入物，这些植入物的范围包括颅骨、臀股、膝盖和脊柱等，生产了超过 20 万个髋关节植入物，并有大约 10 万个已经应用到病人身上。获得 FDA 批准的增材制造植入物生产厂商主要包括两类群体：一类是 Stryker、强生 DePuy 公司等骨科医疗器械巨头，另一类是专注于提供骨科植入物增材制造解决方案的企业。如图 1-4(a)所示为 Stryker 公司的增材制造人工膝关节和椎间融合器产品，图 1-4(b)所示为 Smith&Nephew 公司的增材制造髋臼杯产品，图 1-4(c)所示为 Lima 和 Adler 公司的增材制造人工髋关节产品，图 1-4(d)所示为 4WEB Medical 和 RENOVIS 公司的增材制造椎间融合器产品，图 1-4(e)所示为增材制造个性化下颌骨和颅颌面修复假体，图 1-4(f)所示为增材制造个性化胸骨和肩胛骨修复假体。2016 年美国骨科医师年会(AAOS)上，全球骨科领先的企业均已开展增材制造制造骨科医疗器械研发并不断有新产品用于临床，足以显见增材制造在未来骨科中的地位。Smar Tech 机构预测，2016 年研发全球增材制造医疗市场规模达 12.29 亿美元，其中增材制造植入物市场规模 8.23 亿美元。预计 2024 年，增材制造医疗市场规模将达 96.39 亿美元，其中增材制造骨科植入物市场规模达 81.2 亿。增材制造植入物是增材制造技术在医疗行业中市场规模最大的应用。

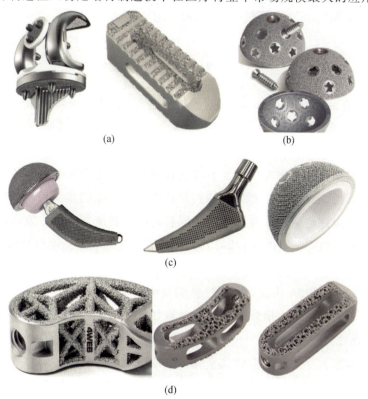

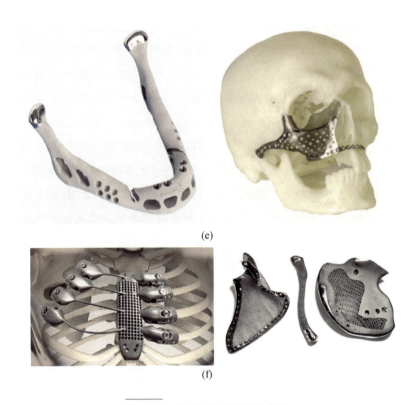

图1-4 增材制造骨科植入假体

(a)Stryker 公司的增材制造人工膝关节和椎间融合器；(b)Smith&Nephew 公司的增材制造髋臼杯；(c)Lima 和 Adler 公司的增材制造人工髋关节；(d) 4WEB Medical 和 RENOVIS 公司的增材制造椎间融合器；(e)增材制造个性化下颌骨和颅颌面修复假体；
(f)增材制造个性化胸骨和肩胛骨修复假体。

中国骨科无论在病人数量、手术例数还是手术技术方面并不落后于西方发达国家，但在骨科医疗器械，特别是植入物方面则明显落后。增材制造技术的出现，也许给中国骨科研发自主创新的医疗器械赶上西方发达国家提供了一个机会。值得欣喜的是，2015 年国家食品药品监督管理总局（CFDA）已批准了中国首个增材制造髋关节产品，开始在临床规模化应用。目前共有四款产品通过了 CFDA 认证，分别是爱康宜诚医疗与北医三院合作的增材制造髋臼杯、增材制造人工椎体、增材制造脊柱椎间融合器和迈普医学的增材制造硬脑（脊）膜补片，如图 1-5 所示，以及迈普医学增材制造硬脑（脊）膜补片。随着北京大学第三医院和北京爱康宜诚医疗器材有限公司合作开发的国内增材制造金属植入假体的成功上市，并在初步临床应用中显示的良好效果，国内有越来越多的医疗机构、科研单位、医疗器械生产企业开始投入到增材制造应用研究中。2016年12月1日，蓝光英诺3D生物打印血管植入恒河猴体内试验取得了成功。蓝光英诺已经完成了30只恒河猴3D生物打印血管体内植入试验，其存活率达到100%。

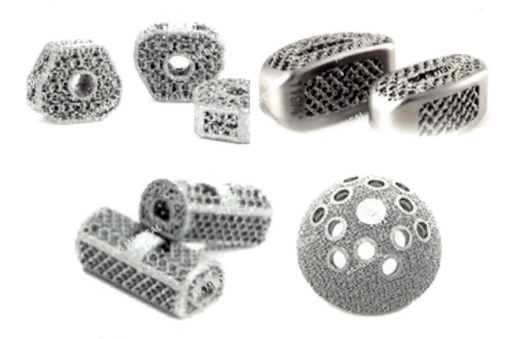

图1-5 北京爱康宜诚医疗器材有限公司的增材制造植入物产品

增材制造在骨科领域最重要、最有价值的应用方向是研制金属植入物和个性化假体。骨科常用的金属材料Ti6Al4V、钴铬合金及不锈钢均可被用于增材制造。电子束、激光束等高能增材制造设备的精确度与效率可满足制造小型部件及规模化生产的需要。增材制造在计算机辅助设计下，能快速制造形状复杂的植入物，同时，可以制造结构可控的微观孔隙。这些微孔结构不仅可以降低植入物的结构刚度、减少应力遮挡，还可以引导骨长入，促进植入物与宿主骨之间形成有效骨整合，这些独特优势使其在骨科植入物研制方面充满前景。北京大学第三医院刘忠军教授的研究团队设计了全微孔型增材制造钛合金人工椎体，动物试验证实人工椎体与周围骨发生良好的骨整合。而采用增材制造技术制备的粗糙表面螺钉相对于传统机械加工螺钉具有更高的摩擦力，在体内表现更好的抗旋出性能。

增材制造在骨科领域的应用正不断深入,并已从试验室走向临床。只有实现真正意义的临床转化,才能发挥增材制造技术的价值。医疗器械生产企业应该与医疗机构、科研单位紧密合作,从临床需求出发,以产品为向导,不断推进增材制造在骨科的应用。目前的法律法规可能是一个重要的制约因素,特别是针对增材制造个性化植入物的制造。可喜的是我们看到了我国政府部门为此做的努力,将通过对法律法规的建设,率先在增材制造个性化植入物方面取得突破进展。无论如何,增材制造将是中国骨科植入式医疗器械制造赶上国际步伐的一个良好机遇。

1.5 增材制造医疗器械关键技术要求

患者医学影像原始数据的获取主要依靠 CT、MRI 这两种非接触式的获取方法。利用 CT 和 MRI 采集数据时,应针对不同组织与不同目的需求合理选择扫描方式和参数。

CT 对骨组织、造影剂的解析能力较强,是数字化设计最为常用的医学数据来源。基于增材制造设计需要,CT 数据需要满足以下要求。①设备选择:推荐使用螺距小的多排螺旋 CT,不推荐使用传统的级进式 CT 或单排螺旋 CT。②扫描范围:以能够满足临床需要为准。③扫描间距:推荐<1mm,不推荐>2mm。④CT 扫描参数设定:依据临床需要设定。⑤分辨率:推荐像素矩阵为 512×512、像素尺寸为 0.5mm×0.5mm 的 CT 设备。⑥扫描体位:扫描体位摆放正确对以后进行三维设计、测量有益处,CT 扫描摆放肢体建议使肢体长轴与扫描方面一致,如果肢体存在外固定或者骨关节畸形时,建议减少两者的成角角度,使双侧肢体摆放对称,按照解剖学姿势摆放:双上肢伸直附于体侧、手心朝前和双下肢靠拢、足尖朝前。⑦造影剂:根据临床需要可以选择使用。⑧金属异物:CT 扫描过程中会产生伪影,对骨骼影像精确性将产生误差。

MRI 对软组织有较好的解析力,但鉴于 MRI 扫描层厚问题,一般很少使用 MRI 进行精确数据采集,多用于标注软组织、病变范围。MRI 扫描序列中 T1 成像显示解剖结构较清楚,适合用于骨关节三维模型设计,而 MRI 增强二维断面图像适合标记肿瘤及其浸润范围。不推荐直接将 MRI 图像用于增材制造模型的三维重建，MRI 与 CT 数据可以融合、配准，用于协助 CT 影像进行增材制造模型的设计和测试。图像的数据格式、传输和存档有以下三种推荐：①用于重建和存档的医学二维断面图像，推荐使用符合 Dicom 3.0 软件的数字影像和通信标准格式，不推荐使用由 PACS 系统生成的其他格式图像；②已构建的骨骼系统三维模型文件，推荐采用通用的光固化立体造型术（Stereolithography，STL）格式，不推荐采用其他文件格式；③推荐采用移动存储介质和固定存储介质相辅的数据保存方式，以保证数据的安全性和查询便捷性。

固体原料性能技术要点有粒径和粒径分布（粉末）、直径和均一度（丝材）等；液体材料性能技术要点有黏度和黏弹性、酸碱度、固化时间等；高分子材料性能技术要点有组成、纯度、含水量、化学结构、分子量及分布、玻璃化转变温度、熔点、结晶点等；金属或陶瓷材料性能技术要点有化学成分、纯度等。

物理性能评价主要是指产品的结构表征、尺寸精确度、表面粗糙度评价以及缺陷分析，这里需强调对产品的缺陷分析。增材制造产品的缺陷包括夹杂（原料污染和加工过程中引入杂质）、孔隙（凝固/固化不完全）、微裂纹（热应力残留）、结构变形和开裂（残留热应力或不恰当的后处理工艺）。应结合破坏性试验、显微镜、无损探伤、显微断层成像等技术，对最终产品进行全面分析。

材料基本性能主要指产品的化学成分和夹杂鉴别，材料的显微结构如晶粒结构、相结构、结晶度等（金属和陶瓷材料），交联程度和固化度（高分子材料），含水量以及膨胀系数（凝胶材料）、降解性能（可吸收材料）等。

力学性能是对增材制造医疗器械好坏至关重要的评价。应在充分考虑产品各向异性以及加工设备、参数、过程等重要指标的基础上，对其静态和动态力学性能进行全面评价。在样品的选择上，可结合终产品及同批制备标准样品，进行疲劳性试验。生产商还应综合考虑原料重复利用、同一加工批次不同空间位置以及不同批次产品，其理化性能均匀程度以及产品各项性能的稳定性。

产品的清洁及灭菌：增材制造医疗器械通常包含如多孔结构在内的复杂结构特征，这些结构的存在为产品的清洁和灭菌带来了额外的挑战。在灭菌效果的验证上应充分考虑这些复杂结构的影响并选择适宜的位置进行试验。增材制造技术多为由粉末、丝材或是液体的逐层加工一次成形，且因产品结构复杂，存在原材料未被彻底清洁的风险。而这些残留材料可能会影响产品的安全有效性,因而必须使用终产品对清洁工艺进行彻底的验证。必要时可通过破坏性试验证明清洁的有效性。应依据标准 GB/T 16886 对增材制造医疗器械的生物相容性进行全面评价。

参考文献

[1] 张先龙.现代人工髋关节假体材料相关热点问题[J].医学研究生学报,2018,31(04):355-360.

[2] GORIAINOV V,JONES A,BRISCOE A,et al. Do the Cup Surface Properties Influence the Initial Stability – The Journal of Arthroplasty[J]. Journal of Arthroplasty,2014,29(4):757-762.

[3] BOUGHERARA H,ZDERO R,DUBOV A,et al. A preliminary biomechanical study of a novel carbon-fibre hip implant versus standard metallic hip implants [J]. Medical Engineering & Physics,2011,33(1):121-128.

[4] ALJASSIR F F,FOUAD H,ALOTHMAN O Y. In vitro assessment of Function Graded (FG) artificial Hip joint stem in terms of bone/cement stresses:3D Finite Element (FE) study[J]. Biomedical Engineering Online,2013,12(1):5.

[5] REIMERINGER M,NUÑO N,DESMARAISTRÉPANIER C,et al. The influence of uncemented femoral stem length and design on its primary stability:a finite element analysis.[J]. Computer Methods in Biomechanics & Biomedical Engineering,2013,16(11):1221-1231.

[6] BECKMANN N A,BITSCH R G,JANOSZKA M B,et al. Treatment of High-Grade Acetabular Defects:Do Porous Titanium Cups Provide Better Stability Than Traditional Titanium Cups When Combined With an Augment[J]. Journal of Arthroplasty,2018.

[7] 张曼慧.膝关节假体优化设计及激光选区熔化制造研究[D].广州:华南理工大学,2013.

[8] 王彩梅,毛恩荣,周殿阁,等. 基于计算机 CAD/CAE 的个体化人工膝关节假体的设计[J].生物骨科材料与临床研究,2008,5(5):47-51.

[9] WANG X,XU S,ZHOU S,et al. Topological design and additive manufacturing of porous metals for bone scaffolds and orthopaedic implants:A review[J]. Biomaterials,2016,83:127.

第 2 章
医学影像三维重建与医学模型、手术导板制作

20 世纪 70 年代，CT 技术在临床医学中的成功应用，使人体无创性检查及诊断成为现实。20 世纪 80 年代，磁共振成像（MRI）、正电子发射型计算机断层显像（PET）、单光子发射型计算机断层显像（SPET）等先进的影像技术在临床医学上的成功应用，使影像医学得以迅速发展。通过医学影像设备，医生可以从二维截面方向对人体进行观察。目前的影像医疗诊断是医生通过观察一组组的二维切片图像去发现病变体，这依赖医生丰富的读片经验，依据对图像的定性分析。如何获得病变体直观准确的信息，二维切片的三维重建技术被提到了研究日程上。

医学影像三维重建技术作为医学影像可视化的一个重要分支，在临床学领域一直发挥着重要的作用，同时也是计算机领域一直关注的热点问题。从三维图像入手，医生可以更加精准地判断患者病灶的形态、状况和位置等，从而提高诊断的准确性，极大地降低临床诊断的误诊、漏诊率，大大提高了现代医学诊断的质量与效率。

医学影像三维重建系统基于计算机图形学，以三维模型为基础，利用计算机可视化技术将医学影像的二维图像转变成三维模型，应用三维重建技术进行工作的影像检查系统，该系统为现代医学的临床诊断、外科手术以及假肢制作等医学实践提供了重要数据，因此医学影像三维重建系统已经被医学领域广泛应用。

2.1 医学影像三维重建技术简介

现有的国内外医学图像处理和分析软件平台可以大致分为两大部分：一是算法平台，其中封装了多种医学图像处理和分析的算法（也称算法工具包，algorithm toolkits），它为医学影像的开发提供了大量的算法库；另一个是具

有友好界面的应用平台，其具有多种医学图像处理和分析功能（也称应用系统，application system），它为计算机辅助诊断提供了功能强大的工具。

医学影像分割与配准算法平台（ITK）和可视化工具包（VTK）是现在医学影像领域应用最广的两个平台，为了加快新的医学成像算法和应用平台的发展速度，许多研究人员都直接基于ITK和VTK等算法平台来建立新的平台。经过多年的发展，医学图像分析从最开始的图像增加和边缘提取，慢慢发展到现在有了一套比较完整的数学理论，包括计算机图形学、人工智能和医疗科学等。医学图像分析发展出了很多成熟可靠的技术方法，虽然科研人员将它们广泛地应用到了临床实践中，并取得了良好的效果，但依然面临了诸多挑战。

医学图像分析不能脱离实际情况，必须结合临床实践以及医学影像设备的成像过程。在医学图像分析算法的开发过程中，许多科研者对临床实践的重视程度不够高，以致研究结果经常得不到临床医务工作者的认可，无法提高医生诊断和治疗效率。除此以外，研究者还应该熟悉自己研究领域相关的医学专业知识，这样才能设计出实用的医学图像分析算法。同时，研究者对医学图像物理成像过程的了解也是必不可少的，不同的影像设备成像的方式是不一样的，如果用同一种方法来处理另一种设备成像的图像的话可能得到不同的结果。

一般来说，医学图像按照其成像方式和功用分为解剖图像和功能图像两大类，其中，解剖图像成像方式可分为以下4种：X射线成像、计算机断层成像、磁共振成像、超声成像（US）。医学影像三维重建系统必须要按照统一的国际DICOM标准进行交互设计，保持交互的相通性，这一DICOM图像文件与比较常见的图形文件（GIF、JPEG）不同，除了包含基本的图像要素外，还存在有患者的病历信息、检查信息以及影像检查的相关数据，后期医生诊断中，这些数据都在医学图像的传输、处理中发挥作用。

三维重建和显示技术是采集物体的二维数据，构建物体在三维空间中的表示形式，包括从二维断层序列重建三维物体或从多角度的投影数据重建，其中断层序列重建有两类方法：表面重建和体积重建。表面重建首先在三维空间数据场构造出中间几何图元，再由传统的计算机图形技术实现表面绘制。最常用的表面绘制方法是立方体方法（MC算法）；此外，二维平行轮廓线重建物体表面也是一种常用的表面绘制方法。体积重建不需要构造中间单元，可直接由三维数据场的光学模型计算屏幕上的投影图像。常用的几种体绘制技术有光线投射法、抛雪球法和错切变形法。

整个过程从原始的二维图像数据出发，根据不同的应用目的，在对二维图像进行预处理后，经过三维重建生成各种方式的数据表达，包括体积表示、表面表示、特征表示等，在屏幕上形象化地显示生成三维图像，实现放大、缩小、旋转等功能，以便于医生从多角度进行医学诊断，提高医学诊断的效率和准确性。

市场上常用商业化医学影像三维重建软件基本都是国外的软件产品，包括 Materialise 公司的 Mimics、Synopsys 公司的 Simpleware、Able Software 公司的 3D‑Doctor 等软件。

Mimics 软件是 Materialise 公司的交互式的医学影像控制系统（Materialise's interactive medical image control system），它可根据各种医学影像数据（CT、MRI 等）建立 3D 模型，进行编辑，输出通用的计算机辅助设计（CAD）、有限元分析（FEA）、立体光刻（STL）等文件。Mimics 软件包括基础模块和可选功能模块两部分，如图 2‑1 所示。

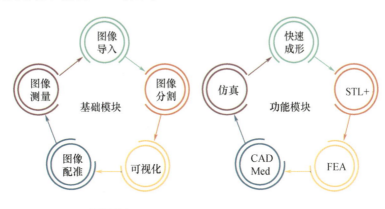

图 2‑1　Mimics 软件基础模块和功能模块

Simpleware 软件是 Synopsys 公司的一款 3D 图像数字建模与有限元分析软件。它可以处理医学影像数据（CT、MRI 等），并导出适用于 CAD、CAE，以及 3D 打印的数据格式。Simpleware 软件基于核心图像处理平台——ScanIP，结合可选模块，可实现 FE/CFD 网格生成、CAD 一体化、NURBS 文件导出，以及有效材料属性的计算。其主要功能模块如图 2‑2 所示。

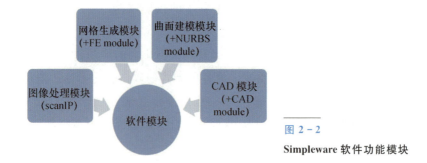

图 2-2 Simpleware 软件功能模块

国内一些高校、研究机构以及公司也在积极开发相关软件，如中国科学院自动化研究所开发的两款软件系统：医学影像开发包（medical imaging tool kit，MITK）和三维医学影像处理与分析系统（3Dmedical image processing and analyzing system，3DMed）。其中，MITK 是一套医学影像处理与分析算法的 C++ 类库，其主要目的是为医学影像处理领域提供一个一致的算法框架，以整合医学图像的重建、分割、配准、可视化等各类算法。3DMed 是基于普通计算机的三维医学影像处理与分析系统，系统包括数据获取、数据管理、二维读片、距离测量、图像重建、图像分割、图像配准以及三维可视化等功能。

上海昕健医疗技术有限公司开发的基于 3D 打印技术的医学图像处理软件 Arigin 3D Pro，可根据患者的 CT 或 MRI 等医学影像数据，重建出患者病灶部位的三维模型（图 2-3），支持符合 DICOM3.0 标准的医学数据的导入和解析，并对导入图像进行去噪、分割处理，辅助医生进行精确病灶诊断，输出数据能与市场上商业 3D 打印设备实现无缝对接，方便对重构模型进行实物模型的打印制作。Arigin 3D Pro 具有一套多功能二、三维图像联动的测量工具模块，可进行点、线、面无限智能的组合式测量，帮助临床医生准确、快速地进行三维图像测量。目前，该软件已获得国家药品监督管理局（NMPA）二类医疗器械产品注册证。

上海昕健医疗科技有限公司已与国内多家医院开展合作，重建了包括脏器在内的人体主要器官的三维模型，如图 2-4 所示为人体内脏器官三维重建模型。

图 2-5 所示为 Arigin 3D Pro 软件重建的肝脏、肺、脑部肿瘤及血管三维模型。

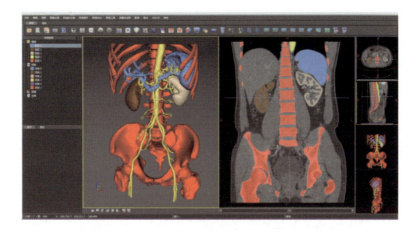

图 2-3　Arigin 3D Pro 患者病灶部位三维模型

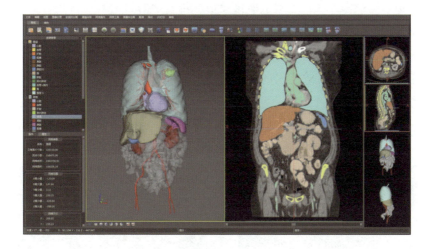

图 2-4　Arigin 3D Pro 人体脏器三维重建模型

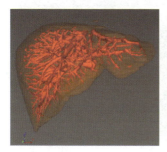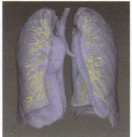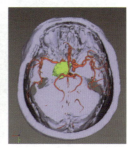

图 2-5　Arigin 3D Pro 肝脏、肺、脑部肿瘤及血管的三维重建模型

2.2 增材制造医学模型

医学模型在基础医学和临床试验教学中的用途十分广泛，用量也大，但是用传统方法制作医学模型程序复杂、周期长，使用过程中极易损坏。利用增材制造技术制作医学教学用具、医疗试验模型等用品不仅避免了上述问题，还可以根据实际需要对一些特殊模型实现个性化制造。在骨科教学中，针对复杂脊柱关节畸形病例，将医学影像数据与增材制造技术制作的实体教具相结合，开展个体化和精准化的教学尝试，让学生对模型进行模拟手术操作，定制个性化的手术方案，有助于理解疾病的病因病理，掌握空间和解剖结构，增加模拟手术操作机会，达到个体化和精准化教学的目的。增材制造技术制作的医学模型不仅可以用于教学，还可以帮助医生进行精准的手术规划、提升手术的成功率，方便医生与患者就手术方案进行直观的沟通。特别是对于风险很大的手术，为了保证医疗手术的安全实施，医生会根据病变器官模型进行分析策划以确定重要的手术方案。利用增材制造技术制作病变部位组织结构的物理模型，供医生在手术之前直观地进行手术规划和手术模拟，已成为外科医生的首选。图 2-6 所示为复杂脊柱畸形疾病相关的增材制造模型。

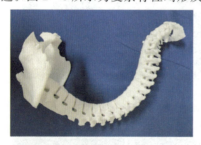
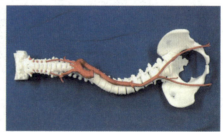
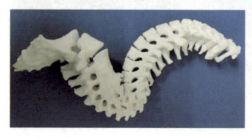
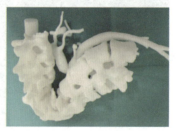

图 2-6　增材制造复杂脊柱畸形实物模型

图2-7所示为作者团队与上海市第九人民医院于2010年合作开展的临床应用案例，图中的女青年左腿先天性畸形，自幼用一条腿跳跃行动，前往上海市第九人民医院就医，面对CT设备自动生成的患骨三维图像，医生很难确定手术方案，我们根据患者CT数据进行患骨模型的三维重建，并利用增材制造技术制作了1∶1的患骨实物模型，医生根据此实物模型精确设计了手术方案，并取得了手术的成功。

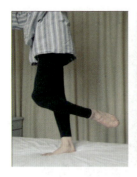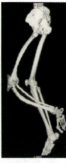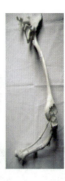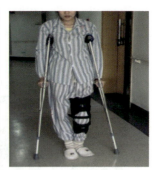

图2-7 增材制造下肢畸形实物模型（上海市第九人民医院案例）

利用3D打印技术制作实物模型，用于复杂下肢畸形手术方案的制定，进行手术模拟十分必要，国内已有多家医院开展了相关工作。图2-8所示为上海昕健与上海市公共卫生临床中心合作的三条腿畸形患儿典型案例，利用昕健公司自主开发的Arigin 3D Pro软件重建患儿下肢畸形三维模型，然后采用增材制造技术制作实物模型，为医生提供辅助诊断，帮助制定手术方案。

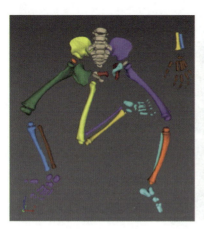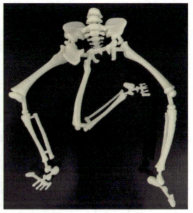

图2-8 三条腿患儿下肢三维模型和增材制造实物模型

口腔颌面部的畸形不仅影响患者的咀嚼功能，还严重影响患者的容貌，而且这类畸形的治疗同样十分复杂，为了精确设计修复体，也需要利用增材制造技术制作的实物模型，进行手术方案的制定和手术模拟。图 2-9 为作者团队与上海市第九人民医院口腔科合作开展的临床应用案例，团队根据医生提供的患者 CT 数据，重建患者颌面部三维模型和腓骨模型，采用增材制造技术制作相应的实物模型，之后医生针对腓骨实物模型模拟修复截骨和颌面部，在此基础上进行手术操作。目前，在增材制造技术基础上开展的自体腓骨重建下颌骨的手术在上海市第九人民医院口腔科已成为常规手术，并向全国推广。

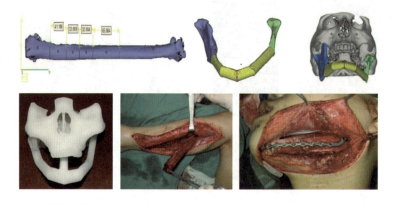

图 2-9 利用增材制造模型和自体腓骨重建下颌骨手术案例

除了畸形，利用增材制造实物模型诊疗复杂骨折的临床应用也十分常见，如图 2-10，为各种类型的骨折增材制造实物模型。医生根据实物模型中碎骨的位置形态制定复位手术规划，然后开展手术复位。

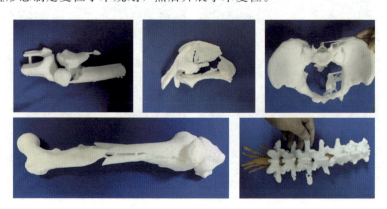

图 2-10 增材制造的各类骨折实物模型

如何精确切除肿瘤组织一直是骨肿瘤科医师所面临的挑战,切除肿瘤组织后缺损骨组织的修补、功能重建等也是手术治疗所面临的难点。利用增材制造技术制作彩色骨肿瘤模型,医生可以清晰、直观地观察肿瘤局部的解剖结构、肿瘤的范围及边界以及与局部神经丛、血管束的毗邻关系,与邻近内脏器官的三维关联等。在增材制造的实物模型上,可以进行手术模拟以反复论证并确认最佳手术方案。增材制造的骨肿瘤模型(图2-11)可以使医生和患者更加直观地进行术前沟通,包括具体手术方式及术中可能遇到的困难、术后可能的并发症等,提高整体治疗的依从性。

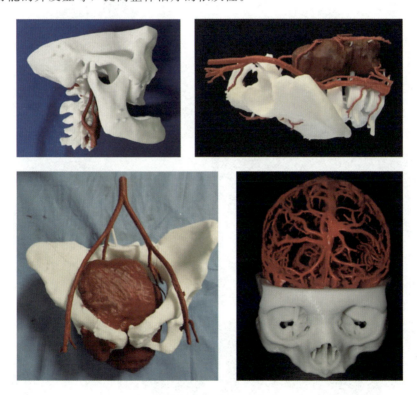

图2-11　增材制造技术制作的颈椎、腰椎、骨盆和脑膜肿瘤模型

随着增材制造技术的进一步发展,全彩色增材制造设备诞生,该设备不仅可以打印制作不同颜色的组织,还可以打印透明的组织结构,使肿瘤组织、周围的血管、神经分布和毗邻关系更加清晰。利用全彩色增材制造设备不仅可以制作骨肿瘤模型,还可以制作内脏器官的肿瘤模型,如肺部肿瘤模型、肝肿瘤模型、乳腺肿瘤模型、脑肿瘤模型、泌尿系统肿瘤模型等,如图2-12所示。

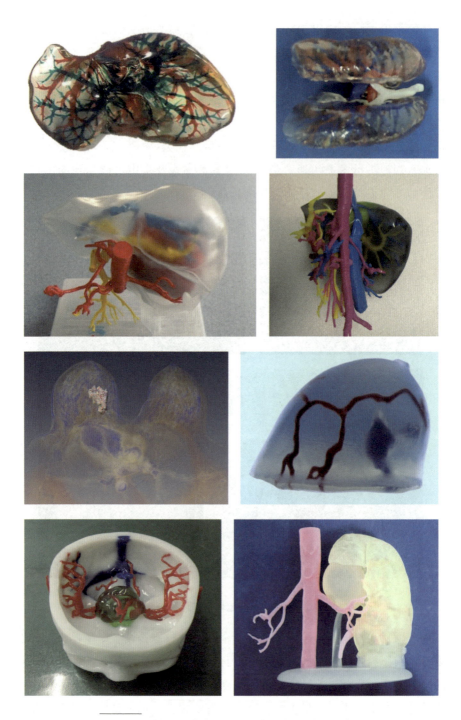

图 2-12 增材制造技术制作的全彩色医学实物模型

2.3　手术导板设计与增材制造及应用案例

增材制造技术是实现各种骨科手术个体化、精准化治疗的有效手段。采用增材制造技术制作具有引导作用的骨面接触板即为增材制造骨科手术导板，其用于术中准确定位点、线的位置、方向和深度，辅助术中精确建立孔道、截面、空间距离、相互成角关系及其他复杂空间结构等。使用时需将导板置于术前规划的部位，以引导术者按照术前规划顺利进行术中定位、定点、线、面及其方向和深度，从而精确引导钉道方向和深度，确定截面、距离和相互成角关系等，使手术操作的精准性和安全性大大提高、手术时间缩短、术中出血和副损伤减少；使一些传统手术比较复杂、困难的术中操作变得容易和轻松；减少了术中 C 形臂 X 线机的依赖和手术室射线沾染，减少了手术相关并发症；该技术的普及应用极大改善和提高了骨科的救治水平，有效提高了骨科手术质量。

按照骨科手术导板的用途来分，可分为截骨导板和定位导板。截骨导板主要指用于引导骨科手术截骨部位的空间位置、角度控制，提高假体或内植物与受区吻合程度，恢复生理力线，精确截除病灶，确定病变部位开窗、截断范围，截骨后引导复位的增材制造导板。定位导板包括安装定位导板、个性化引导矫形导板、个性化骨折复位塑形导板、个性化骨缺损修复体制作导板、内固定物塑形导板等，主要用于建立准确的方位和深度。

增材制造骨科手术导板用途非常广泛，可以根据不同手术需要采用以下几种情况：①脊柱螺钉置入；②复杂关节置换；③骨、关节、脊柱畸形截骨矫形；④骨肿瘤、病灶切除、重建；⑤复杂部位骨折螺钉置入；⑥其他需要术中精确定位的骨科手术或操作。应用于手术导板的增材制造材料通常包括丙烯腈－丁二烯－苯乙烯共聚物（acrylonitrile butadiene styrene copolymers，ABS）、聚乳酸（polylactic acid，PLA）、光敏树脂、尼龙、金属等。为了有效杜绝污染与感染，导板使用前必须进行消毒。增材制造骨科手术导板结构复杂、几何精度要求高，为防止消毒导致导板变形失真，可根据临床需求确定消毒方式并依据导板不同的制备材料进行分类消毒、灭菌。对于耐高温、耐湿度的增材制造金属导板，通常采用压力蒸汽灭菌；对于 ABS、PLA、尼龙和光敏树脂等不耐高温、不耐湿热的增材制造非金属类导板，通常采用低温等离子和环氧乙烷消毒法对增材制造导板进行消毒灭菌。

在脊柱外科中，把一种称为椎弓根钉的螺丝钉从狭窄的椎弓部位钉到患者的一段椎体内的手术十分危险，稍有偏差就会碰伤人体的中枢神经，导致非常严重的后果，过去只有少数经验丰富的医生可以施行这项手术。现在，医生可以通过手术规划确定椎弓根钉的植入位置，然后设计一个专用的钻孔导板，在手术中精确地实现椎弓根钉的植入，如图 2 – 13 所示，这样大大降低了对手术医生经验的需求，提高了手术的安全性和可靠性，使更多的医生可以投入到这项手术中。目前这一技术进一步推进到个性化手术器械的设计制造中，针对个性化的外科手术需求，应用专门的软件设计出相应的手术导板，用增材制造技术快速制造以提供临床使用，大大提高了手术的精度和可靠性。

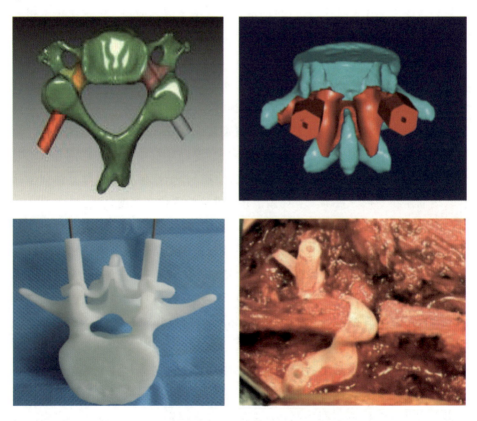

图 2 – 13　椎弓根钉手术导板设计、增材制造及临床应用

提高全膝关节置换术的精准度和可重复性是关节外科医生不断探索和追求的目标，下肢力线的精确确定和假体的准确植入是全膝关节置换术成功的关键。目前，标准的全膝关节置换术采用传统手术定位器械，定位关键标志点、线的精度有限，使假体植入的精确性难以保证。即使是经验丰富的关节外科医生，实施的全膝关节置换术下肢力线偏离中立位平均值超过3°的概率也高达20%～40%，个性化手术导板辅助全膝关节置换能显著提高手术精准度和成功率。图2-14为上海昕健医疗科技有限公司自主开发的手术导板设计软件 Arigin Surgical Templating，应用于膝关节置换手术导板设计、增材制造及临床应用的案例。

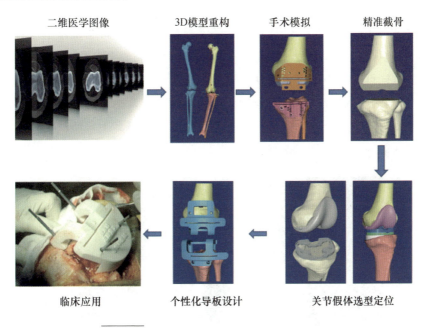

图2-14　膝关节置换手术导板临床应用案例
（资料来源：贵州省骨科医院）

图2-15为兼顾软组织平衡术中可微调的全膝关节置换导板临床应用案例。脊柱畸形的矫形手术更加复杂，增材制造手术导板的价值和意义更为显著。基本流程：先根据患者医学影像数据重建畸形脊椎的三维模型，在模型上进行观测，确定畸形部位、程度、角度等详细参数，再根据重建的三维模型确定手术内固定最佳位置，内固定螺钉的置入方向、深度和螺钉的长度、直径、数量等信息，并根据脊柱畸形的类型、程度和凸点，制定经椎弓根椎

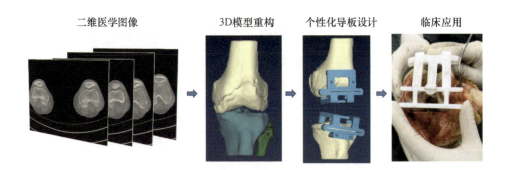

图 2-15　兼顾软组织平衡术中可微调的全膝关节置换导板临床应用案例
（资料来源：西安交通大学附属红会医院）

体截骨方案和截骨部位，设计相应的手术导板，利用增材制造技术进行打印制作脊柱模型和手术导板，并进行手术模拟，最后完成手术操作，如图 2-16 所示。这样可以使手术操作简便、直观，避免盲目手术的风险，最大程度规避神经、脊髓、血管，提高安全性。可以准确置钉，避免内固定松动；制定最佳手术方案，指导术中截骨；进行个性化设计，提高手术的精度；还可以给医师术前演练的机会，减少失误。

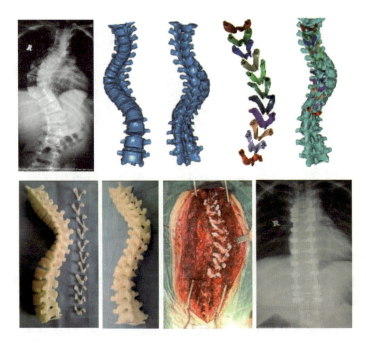

图 2-16　增材制造手术导板应用于脊柱畸形治疗的临床应用案例

图 2-17 为尼龙材料的增材制造手术导板，一般采用选择性激光烧结 (selective laser sinter，SLS) 工艺，与光敏树脂材料相比，尼龙材料的强度更高，适合一些强度要求高的手术导板。

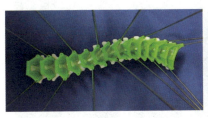
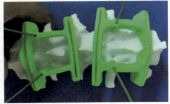

图 2-17　尼龙材料增材制造的手术导板

图 2-18 为 Arigin Surgical Templating 软件设计应用于胫骨高位截骨 (high tibial osteotomy，HTO) 的临床应用案例。

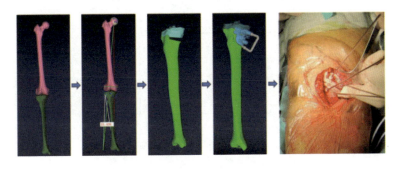

图 2-18　HTO 手术导板临床应用案例

（资料来源：山西省临汾市人民医院）

图 2-19 为踝上截骨导板临床应用案例。

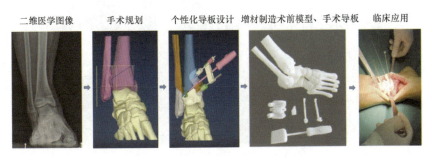

图 2-19　踝上截骨导板临床应用案例

（资料来源：上海市第六人民医院）

图 2-20 为胫骨矫形截骨导板临床应用案例。

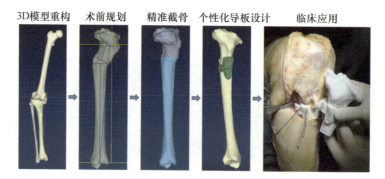

图 2-20 胫骨矫形截骨导板临床应用案例

（资料来源：西安交通大学附属红会医院）

图 2-21 为股骨远端矫形截骨导板临床应用案例。

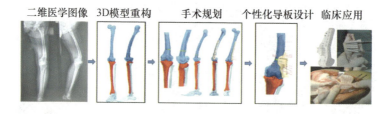

图 2-21 股骨远端矫形截骨导板临床应用案例

（资料来源：贵州省骨科医院）

图 2-22 为股骨近端矫形截骨导板临床应用案例。

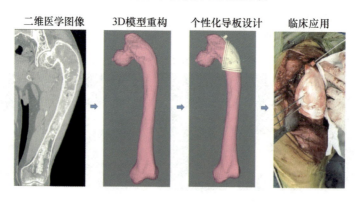

图 2-22 股骨近端矫形截骨导板临床应用案例

（资料来源：浙江大学医学院附属第二医院）

参考文献

[1] 赵晓晴,刘景鑫,王春月,等. 基于移动立方体方法的脏内器官重建的研究[J]. 中国医疗设备,2018.

[2] 徐建. 医学影像三维重建系统的实现探讨[J]. 影像技术,2017(4):69-72.

[3] PIEPER S,LORENSEN B,SCHROEDER W,et al. The na-mic kit:Itk,vtk,pipelines,grids and 3d slicer as an open platform for the medical image computing community[C] Nano to Macro:IEEE International Symposium on Biomedical Imaging,2006.

[4] STOCKMAN G C. Computer Vision[M]. Englewood:Prentice Hall,2001.

[5] 中华医学会医学工程分会数字骨科学组.3D打印骨科手术导板技术标准专家共识[J]. 中华创伤骨科杂志,2019,21(1):6-9.

第3章
骨科植入物孔隙结构设计

传统的钛合金骨科植入物一般都是实体结构，材料弹性模量高，骨-植入物界面结合力不足。孔隙结构的引入既能有效降低植入物弹性模量，减小甚至消除应力遮挡，还可以引导新骨长入，促使骨-植入物界面形成有效骨整合，实现牢固的生物固定。孔隙结构的制备方法众多，传统的制备方法包括：①粉末冶金法，即用金属粉末（或金属粉末与非金属粉末的混合物）作为原料，经成形和烧结制备多孔结构；②有机泡沫浸渍法，即将聚亚安酯泡沫浸在由 Ti-6Al-4V 粉末（质量分数 70%）与 H_2O（质量分数 20%）及氨水组成的钛浆体中，然后进行干燥处理，并重复数次，直到 Ti-6Al-4V 粉体涂覆在所有的泡沫架上，采用热处理的方法去除掉聚亚安酯泡沫和黏结剂，实施进一步的烧结，形成多孔结构。这些传统的制备技术无法实现孔隙结构的预设计和精确控制，不能精确调控多孔植入物的力学性能和生物学性能。

3.1 传统孔隙结构设计方法

早期多孔支架的建模依靠三维建模软件来完成，常用的三维建模软件包括 NX、CATIA、Pro/Engineer、SolidWorks 等。一种是设计造孔单元，将单元作阵列，并通过布尔运算合并造孔单元构建骨支架模型；另一种是先利用造孔单元构建多孔结构的负模型，然后利用布尔减运算操作骨骼的外轮廓模型和负模型，得到骨支架模型。

图 3-1 列出来几种最常见的造孔单元，包括立方体单元（cubes）、体心立方单元（BCC）、钻石分子单元（diamond）、蜂窝结构（honeycomb）、面心立方单元（FCC）。通过调节设计尺寸，如圆柱直径、立方体长度等参数，可以设计出具有不同孔径、杆径、孔隙率的造孔单元。同时，为了提高孔隙结构的

设计效率,研究人员基于计算机辅助系统,设计了具有不同类型造孔单元的模型库。根据上面的多孔单元,构建三维结构,大致原理如下:首先,通过将这些基本单元,即多孔单元,进行阵列、移动复制等操作,形成规则排列的多个基本单元的模型;其次,设计想要生成的模型形状,如球体、圆柱等三维形状;最后,通过布尔运算将多孔模型与理想形状进行求交,得到想要形状的多孔模型。

值得注意的是在布尔运算的时候,要确认好单元是否分散。因为多个多孔单元阵列、移动复制等操作后,形成的多孔模型是分散的,需要进行"插入—组合—添加"的操作,将离散的多孔模型变成一个组合,然后再用想要构建形状的模型与其进行布尔运算,才可以得到理想的多孔结构模型。

为了使布尔运算的结构模型比较理想,需要摆放好两个需要求交的模型相对位置,因为两个模型在各自构建的时候,草图、拉伸的位置可能有所不同,放到一个空间里后,要注意摆放好相对位置。影响求交效果的主要因素就是在求交的交界处,位置没有设定好,会出现一些不好的结果。

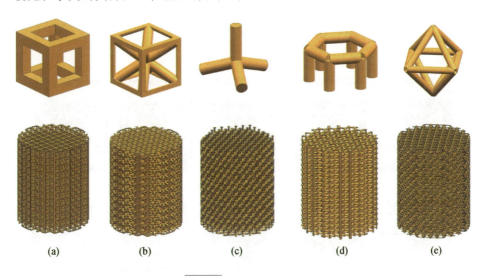

图 3-1 传统孔隙结构

(a)立方体(cube);(b)体心立方(BCC);(c)钻石分子(diamond);
(d)蜂窝结构(honeycomb);(e)面心立方(FCC)。

通过调节设计的多孔单元的尺寸,如单元的孔径、杆径的大小以及单元本身的大小,可以调控孔隙率。

孔隙率的公式为

$$\varepsilon = \frac{V_p}{V_t} \tag{3-1}$$

式中：V_p 为孔隙的总体积（mm^3），V_t 为单元的总体积（mm^3）。

孔隙率还可以表示为

$$\varepsilon = 1 - \frac{V_q}{V_t} \tag{3-2}$$

式中：V_q 为杆径等实体部分的总体积（mm^3）。

在 SolidWorks 软件中可以计算实体的体积，只要计算出所设计的形状的体积，就可以通过式（3-2）计算孔隙率的大小。而设计的形状一般是已知的，其体积是已知的，通过改变任意单元的杆径的大小，也就改变了孔隙率的大小。

以体心立方单元为例，单元的包围盒大小是一样的，都是 10mm×10mm×10mm，即包围盒的体积是 1000mm^3，通过改变杆径的尺寸以及边框的宽度来调控孔隙率。

下面是几组改变杆径的大小，边框宽度是 1mm，所得到的不同的模型，如图 3-2 所示。

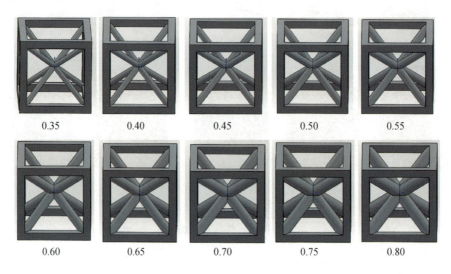

图 3-2　定边框尺寸变体心杆径的 BCC 单元模型

由式（3-2）计算得到上述模型对应的孔隙率如表 3-1 所示。

表 3-1　模型与孔隙率的关系(1)

杆径/mm	实体体积/mm³	孔隙率/%	杆径/mm	实体体积/mm³	孔隙率/%
0.35	124.49	87.55	0.60	162.45	83.76
0.40	130.61	86.94	0.65	172.19	82.78
0.45	137.47	86.25	0.70	182.60	81.74
0.50	145.08	85.49	0.75	193.68	80.63
0.55	153.41	84.66	0.80	205.41	79.46

下面是几组改变边框宽度，杆径为0.8mm，所得到的不同的模型，如图 3-3 所示。

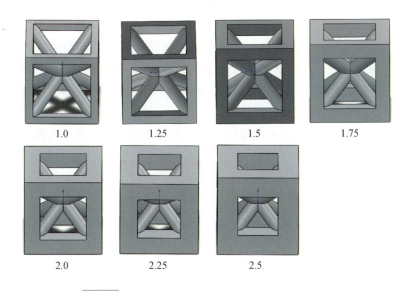

图 3-3　定体心杆径变边框尺寸的 BCC 单元模型

由式(3-2)计算得到上面模型对应的孔隙率如表 3-2 所示。

表 3-2　模型与孔隙率的关系(2)

边框厚度/mm	1.0	1.25	1.5	1.75	2.0	2.25	2.5
实体体积/mm³	205.41	250.69	303.48	362.26	425.55	491.83	559.62
孔隙率/%	79.46	74.93	69.65	63.77	57.45	50.82	44.04

从上面的数据对比可以看出，通过改变杆径的大小和边框的宽度都可以调控孔隙率，其中边框宽度的改变对孔隙率的变化影响更大。

3.2 基于 TPMS 模型的孔隙结构设计

传统孔隙结构设计需要首先设计造孔单元，再将造孔单元做成阵列，操作十分烦琐。另外，随着增材制造技术的发展，越来越复杂的孔隙结构能够被制造出，也对植入物设计提出了更高的要求。目前的植入物设计更加要求个性化与梯度化，传统孔隙率结构设计方法难以满足目前的需求。

三周期极小曲面（triply periodic minimal surface，TPMS）是一种在三维空间中三个独立的方向上均具有周期性的曲面，同时 TPMS 作为一种能量最小曲面，是对自然界多种物理材料结构的准确表述，比如硅酸盐、双连续复合材料、溶质胶体、洗涤剂泡沫和脂质双层等。近些年，为了克服在骨组织工程支架构建中造孔单元几何形状的限制，有研究者已经开始将 TPMS 用于骨组织支架的设计，并尝试使用更加连续和优化的 TPMS 作为造孔单元。与传统孔隙结构设计方法相比，利用 TPMS 构建的孔隙结构内部更加连续，孔径、孔隙率等参数更方便进行调控。

从数学角度看，TPMS 可由魏尔斯特拉斯（Weierstrass）参数方程准确定义：

$$\begin{cases} x = \mathrm{Re} \int_{\omega_0}^{\omega_1} \mathrm{e}^{\mathrm{i}\theta}(1-\omega^2)R(\omega)\mathrm{d}\omega \\ y = \mathrm{Im} \int_{\omega_0}^{\omega_1} \mathrm{e}^{\mathrm{i}\theta}(1+\omega^2)R(\omega)\mathrm{d}\omega \\ z = -\mathrm{Re} \int_{\omega_0}^{\omega_1} \mathrm{e}^{\mathrm{i}\theta}(2\omega)R(\omega)\mathrm{d}\omega \end{cases} \quad (3-3)$$

式中：ω 为复变量；$R(\omega)$ 为 Weierstrass 函数，不同类型的 TPMS 有不同的 $R(\omega)$；θ 为 Bonnet 角；i 为虚数单位。

从工程角度看，用以三角函数为主的隐函数代替 Weierstrass 参数方程更利于结构设计。TPMS 曲面有很多种，现选四种代表性的 TPMS，分别称为 Primitive(P)、Gyroid(G)、Diamond(D) 和 IWP 曲面。这四种曲面隐函数分别为

$$\begin{cases} S_\mathrm{P} = \cos(ax) + \cos(ay) + \cos(az) = C \\ S_\mathrm{G} = \cos(ax)\sin(ay) + \cos(ay)\sin(az) + \cos(az)\sin(ax) = C \\ S_\mathrm{D} = \cos(ax)\cos(ay)\cos(az) - \sin(ax)\sin(ay)\sin(az) = C \\ S_\mathrm{IWP} = 2(\cos(ax)\cos(ay) + \cos(ay)\cos(az) + \cos(az)\cos(ax)) - \\ \qquad\qquad (\cos(2ax) + \cos(2ay) + \cos(2az)) = C \end{cases}$$

$$(3-4)$$

式中：S_P、S_G、S_D、S_{IWP} 为曲面名称；x、y、z 为直角坐标系三个方向；a 为常数，决定曲面周期，具体来说，曲面周期 $T=\dfrac{2\pi}{a}$；C 为常数，决定曲面偏置大小。TPMS 均由三角函数组成，三角函数自身的周期性决定了 TPMS 的周期性，若不对 x、y、z 坐标范围上加以限制，每种 TPMS 均能在三维空间中无限延伸。

每一种 TPMS 都将空间划分为两个部分，以 P 曲面为例，令偏置常数 $C=0$，在一个周期 $2\pi/a$ 内，若定义 $S_P>0$ 的空间区域为实体区域，$S_P<0$ 的空间区域为孔隙区域，由此构建出造孔单元。并将 P 曲面形成的结构称为 P 单元，将曲面在空间内延伸后形成实体则形成复杂多孔支架。P、D、G、IWP 四种单元如图 3-4 所示。

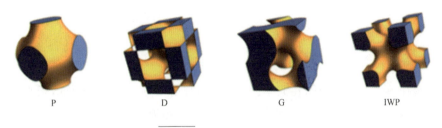

图 3-4　四种 TPMS 结构

改变偏置常数 C 可以实现 TPMS 曲面的偏置。表现为在构建多孔结构时，偏置 TPMS 结构相对于原始 TPMS 结构发生整体内缩或者外扩，从而改变了 TPMS 单元的孔隙率（porosity）。TPMS 单元孔隙率定义为

$$\text{Porosity}=1-\dfrac{V}{V_0}=1-\dfrac{V}{\left(\dfrac{2\pi}{a}\right)^3} \tag{3-5}$$

式中：V 为一个三维周期内 TPMS 结构实体的体积；V_0 为该三维周期正方体的体积。如图 3-5 所示，P、D、G、IWP 单元偏置常数与孔隙率呈线性关系，不同的 TPMS 具有不同的关系。表 3-3 为每种单元孔隙率与偏置常数 C 的具体关系。

表 3-3　TPMS 常数与孔隙率关系

单元类型	k_0
G	Porosity = 0.3316C + 0.5006
D	Porosity = 0.5913C + 0.5000
P	Porosity = 0.2887C + 0.5001
IWP	Porosity = 0.1457C + 0.4858

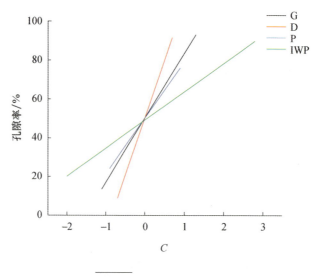

图 3-5　TPMS 偏置规律

选择单元类型，根据孔隙率设计出偏置常数 C 后，利用 TPMS 模型的周期性，将单元结构向三维空间中三个独立方向拓展，经过布尔运算后，可以形成具有具体外形的多孔结构，如图 3-6 所示。

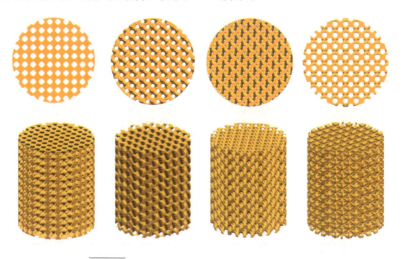

图 3-6　几种由 TPMS 模型构建的孔隙结构

TPMS 方程中的参数 a 控制着造孔单元的大小，增大或减小 a 可使造孔单元发生相应减小或增大。孔隙率为 70%，分别由三种尺寸的造孔单元构建的 G 单元多孔支架如图 3-7 所示。

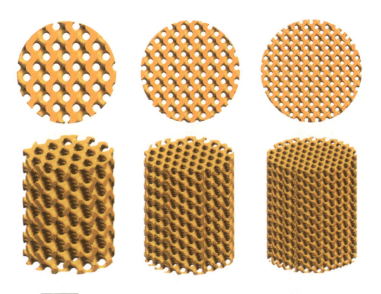

图3-7 不同尺寸造孔单元构建的70%孔隙率G单元支架

造孔单元的大小控制着杆径、孔径的大小。基于TPMS模型构建的孔隙结构，内部表面为连续的曲面，并没有确定的孔径、杆径。杆径、孔径的定义如图3-8所示。

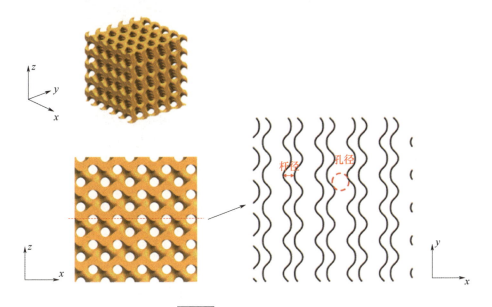

图3-8 G单元孔径及杆径

TPMS 结构是由曲面产生的结构，上述 TPMS 结构的产生采用了将单一 TPMS 面封闭的方法。同样的，利用两个 TPMS 面，并定义两个 TPMS 面之间的部分为实体，之外的部分为孔隙，为了区分两种结构，此类结构称作 TPMS 壳结构，将之前所述 TPMS 结构称作实体 TPMS 实体结构。

利用 TPMS 方程构建 TPMS 实体结构，若 TPMS 曲面方程为 S_{TPMS}，则定义 $|S_{TPMS}| < C$ 为实体部分，$|S_{TPMS}| > C$ 为孔隙部分，$|S_{TPMS}| = C$ 为实体与孔隙的交界面。图 3-9 分别为 G 单元与 D 单元的壳孔隙结构。其中 G 单元壳结构方程为

$$|\cos x \sin y + \cos y \sin z + \cos z \sin x| = 0.3$$

D 单元壳结构方程为

$$|\cos x \cos y \cos z - \sin x \sin y \sin z| = 0.17$$

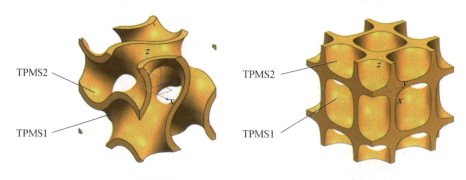

图 3-9 G 单元和 D 单元壳孔隙结构

与 TPMS 实体结构相比，TPMS 壳结构由两个 TPMS 面组成，几乎是 TPMS 实体结构表面积的 2 倍，利用 TPMS 壳结构构建骨支架将更有利于细胞的黏附。虽然实体两侧孔隙并不互通，但是任意一侧内部的孔隙仍然互通。相关研究表明，与 TPMS 实体结构相比，TPMS 壳结构能够实现更大孔隙率结构的建模，并且具有更好的力学性能。

3.3 梯度孔隙结构设计

天然骨由外皮质骨和内松质骨组成，表现为非均匀的孔隙结构，即梯度孔隙结构，故理想的植入物同样具有孔隙梯度分布。在 TPMS 模型中，偏置

常数决定了多孔结构的孔隙率,若在不同的空间区域具有不同的偏置常数,即将偏置常数 C 设计为关于坐标的偏置函数 $C(x,y,z)$,则可以实现梯度多孔结构的构建。根据梯度孔隙在空间中的分布,可以将梯度孔隙结构分为三类:一维梯度孔隙、二维梯度孔隙以及三维梯度孔隙结构。

以 G 单元为例构建 x 方向上的一维梯度孔隙结构:

$$S_G = \cos(ax)\sin(ay) + \cos(ay)\sin(az) + \cos(az)\sin(ax) = C(x)$$

(3-6)

式中:若孔隙结构为一维线性梯度结构,则 $C(x) = kx + b$;若孔隙结构为一维非线性结构,则 $C(x) = k_1 x^n + k_2 x^{n-1} + \cdots + b$。若在 $x = 0$ 处孔隙率为 20%,在 $x = 10\text{mm}$ 处孔隙率为 80%,该一维线性梯度孔隙结构如图 3-10 所示。

$$S_G = \cos(ax)\sin(ay) + \cos(ay)\sin(az) + \cos(az)\sin(ax) = 0.18x - 0.91$$

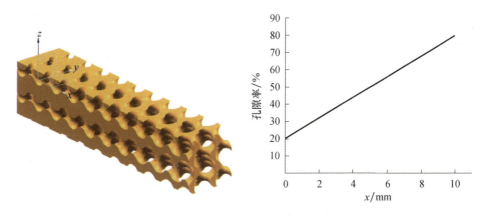

图 3-10 一维线性梯度孔隙结构

若在 $x = 0$ 处孔隙率为 20%,$x = 5\text{mm}$ 处孔隙率为 80%,$x = 10\text{mm}$ 处孔隙率为 20%,构建的一维非线性梯度孔隙结构如图 3-11 所示。

$$\begin{aligned} S_G &= \cos(ax)\sin(ay) + \cos(ay)\sin(az) + \cos(az)\sin(ax) \\ &= -0.91 + 0.73x - 0.073x^2 \end{aligned}$$

以 G 单元为例构建 x、y 方向上的二维梯度孔隙结构,并计 $r = \sqrt{x^2 + y^2}$,此时二维梯度孔隙结构又称径向梯度孔隙结构。

$$S_G = \cos(ax)\sin(ay) + \cos(ay)\sin(az) + \cos(az)\sin(ax) = C(r)$$

(3-7)

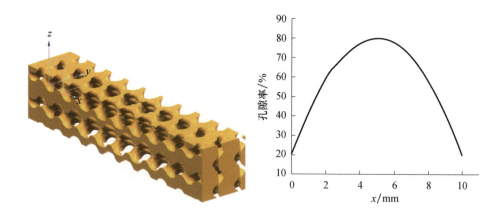

图 3-11　一维非线性梯度孔隙结构

同样，二维径向梯度孔隙结构可分为线性梯度和非线性梯度两种，若在 $r=0$ 处孔隙率为 90%，$r=5\mathrm{mm}$ 处孔隙率为 10%，则有二维径向线性梯度结构，如图 3-12 所示，数学模型为

$$S_G = \cos(ax)\sin(ay) + \cos(ay)\sin(az) + \cos(az)\sin(ax)$$
$$= -0.49r + 2.73, \quad r = \sqrt{x^2 + y^2}$$

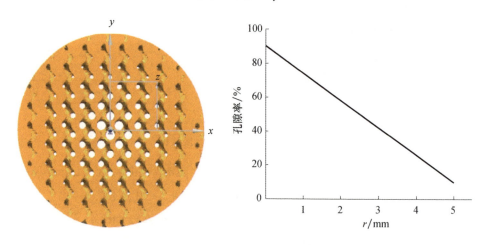

图 3-12　二维径向线性梯度孔隙结构

在上述二维径向线性梯度结构孔隙率条件下也可以建立二维径向非线性梯度孔隙结构，如图 3-13 所示，数学模型为

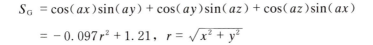

$$S_G = \cos(ax)\sin(ay) + \cos(ay)\sin(az) + \cos(az)\sin(ax)$$
$$= -0.097r^2 + 1.21, \quad r = \sqrt{x^2 + y^2}$$

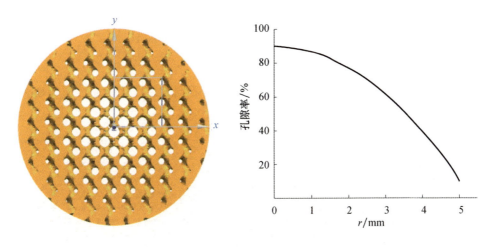

图 3-13　二维径向非线性梯度孔隙结构

利用上述设计方法可以设计具有相同内、外孔隙率，不同梯度变化率的结构。如图 3-14 所示，两种支架内部孔隙率均为 90%，外部孔隙率均为 10%，但具有不同的梯度变化率（线性和非线性），以及一种内部孔隙率为 10%、外部孔隙率为 90% 的结构模型。

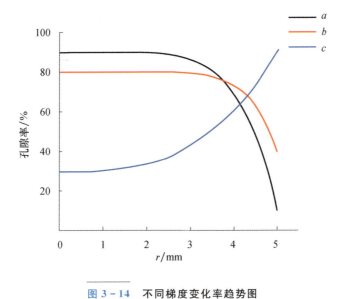

图 3-14　不同梯度变化率趋势图

具有相同平均孔隙率，不同梯度变化率的结构，基于 TPMS 模型的多孔支架平均孔隙率 $\bar{P}$ 可以根据偏置方程进行计算，以 G 单元为例，假设偏置方程为 $C(x, y, z)$。

$$\bar{P} = \frac{\iiint_V 0.3299 \cdot C(x,y,z) + 0.5002 \mathrm{d}V}{V_0}$$

图 3-15 为几种平均孔隙率为 70%，具有不同梯度变化率的径向梯度多孔结构模型。

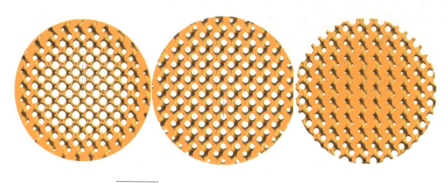

图 3-15　不同梯度变化率的孔隙结构模型

3.4　单元融合方法

梯度孔隙结构在同一种单元中改变了结构不同区域的孔隙率。由于不同的造孔单元具有不同的性质，在特定区域使用特定合适的造孔单元，是个性化假体设计的目标之一。TPMS 孔隙是基于数学模型建立的结构，利用 Sigmoid 函数能够方便地实现多类型单元的融合设计，基于 Sigmoid 函数的多单元融合设计方法可简称为 SF 法。Sigmoid 函数是一条 S 形曲线的数学函数，其基本形式为

$$f(x) = \frac{1}{1+\mathrm{e}^{-x}} \tag{3-8}$$

基于 Sigmoid 函数的两种单元的融合设计如下

$$S_{12} = \alpha(x, y, z) \cdot S_1 + (1 - \alpha(x, y, z)) \cdot S_2 \tag{3-9}$$

$$\alpha(x, y, z) = \frac{1}{1+\mathrm{e}^{-k \cdot G(x,y,z)}} \tag{3-10}$$

式中：S_1、S_2 为两种不同 TPMS 单元方程；S_{12} 为融合结构方程；$\alpha(x, y, z)$ 为权重系数；k 为梯度系数，如图 3-16 所示，k 越大，Sigmoid 函数越陡，代表两种单元的过渡区域越窄，过渡区域越平缓；曲面 $G(x, y, z) = 0$ 表示两种单元结构交界曲面。

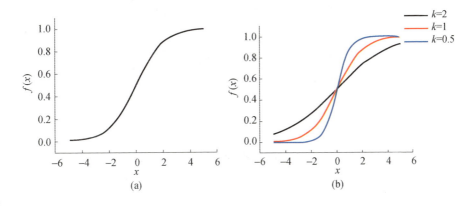

图 3-16　Sigmoid 函数曲线及其与 k 值的关系

(a)Sigmoid 函数基本形式；(b)不同过渡梯度的 Sigmoid 函数。

从方程角度来看融合设计，以 $G(x, y, z) = 0$ 为分界，在远离 $G(x, y, z) = 0$ 曲面的区域，必然存在 $\alpha(x, y, z) \to 0$，$1 - \alpha(x, y, z) \to 1$，或 $\alpha(x, y, z) \to 1$，$1 - \alpha(x, y, z) \to 0$，$S_{12}$ 由 S_1 或 S_2 单独决定；而在靠近 $G(x, y, z) = 0$ 的区域，S_{12} 由 S_1、S_2 两种单元共同决定。图 3-17 展示了孔隙结构融合设计的例子。

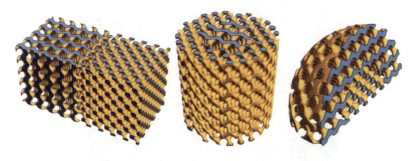

图 3-17　G 单元与 D 单元融合模型，外形分别为长方体、圆柱体、球体

两种不同的单元经过融合后的 S_{12} 仍为连续函数，S_{12} 可以继续与第三种单元结构 S_3 继续进行融合设计，依此类推，可以实现任意多种孔隙单元的融合设计，图 3-18 为 G 单元、D 单元以及 IWP 单元的融合设计模型。

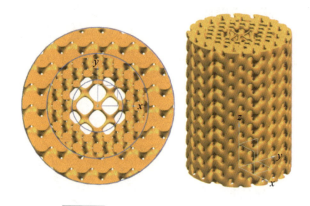

图 3-18　G+D+IWP 单元融合模型

基于多单元融合设计思想，进一步提出以下两种特殊单元。

0 单元：

$$S_0 = -1$$

1 单元：

$$S_1 = 1$$

0 单元代表空单元，该单元内无任何实体，即孔隙率为 100%；1 单元代表实心单元，即该单元内无任何孔，即孔隙率为 0。将 TPMS 单元与 1 单元融合，即可实现多孔结构到实心结构的平滑过渡，图 3-19 展示了两种多孔-实心融合结构。

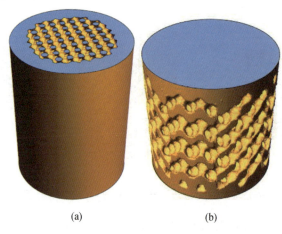

(a)　　　　　　　　(b)

图 3-19　两种多孔-实心融合结构

(a) 实心体在圆周；(b) 实心体在上下表面。

同样，将 TPMS 单元与 0 单元融合即可实现由 TPMS 结构到空区域的融合，并形成平滑过渡的结构边界。如图 3-20 所示，可以看出，通过多单元融合设计的圆柱形多孔支架比经过布尔运算得到的结构表面更为光滑。

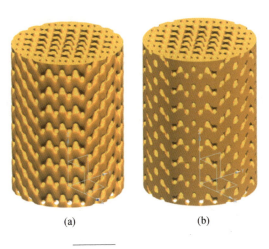

图 3-20 两种方法对比

(a)融合结构；(b)布尔运算结构。

以上提到的 SF 法，需要已知 $G(x, y, z)$ 的方程，多用于规则结构中。若考虑更为一般的情况，即不规则多单元的融合，且无法求出交界处的方程，则可以采用第二种多单元融合方法，即 GRBF 法，其方程见下式。

$$\varphi_{\text{hyb}}(X) = \sum_{j=1}^{n} \alpha_j(X) \varphi_j(X) \tag{3-11}$$

$$\alpha_j = \sum_{i=1}^{m} \beta_{i,j} \exp\left(-\frac{\|X - X_{i,j}\|^2}{\delta^2}\right) \tag{3-12}$$

式中：n 为 TPMS 单元结构总数；$\alpha_j(X)$ 为不同单元的影响因子；$\varphi_j(X)$ 为不同的 TPMS 结构模型，$1 \leqslant j \leqslant n$；$\delta$ 为过渡梯度系数，由设计者给出；m 为一种 TPMS 单元结构中的控制点个数；$X_{i,j}$ 为区域 j 的第 i 个控制点坐标，即已知条件；X 为函数变量。

$$\|X - X_{i,j}\|^2 = (x - x_{i,j})^2 + (y - y_{i,j})^2 + (z - z_{i,j})^2 \tag{3-13}$$

$\beta_{i,j}$ 可以通过下述方程求出：

$$\begin{bmatrix} \boldsymbol{\Omega}_j(1,1) & \boldsymbol{\Omega}_j(1,2) & \cdots & \boldsymbol{\Omega}_j(1,m) \\ \boldsymbol{\Omega}_j(2,1) & \boldsymbol{\Omega}_j(2,2) & \cdots & \boldsymbol{\Omega}_j(2,m) \\ \vdots & \vdots & & \vdots \\ \boldsymbol{\Omega}_j(m,1) & \boldsymbol{\Omega}_j(m,2) & \cdots & \boldsymbol{\Omega}_j(m,m) \end{bmatrix} \begin{bmatrix} \beta_{1,j} \\ \beta_{2,j} \\ \vdots \\ \beta_{m,j} \end{bmatrix} = \begin{bmatrix} 1 \\ 1 \\ \vdots \\ 1 \end{bmatrix} \quad (3-14)$$

$$\boldsymbol{\Omega}_j(i,k) = \exp\left(-\frac{\|X_{i,j} - X_{k,j}\|^2}{\delta^2}\right) \quad (3-15)$$

下面以一个简单的例子来说明 GRBF 方程式的应用方法，设计结构如图 3-21(a)所示，给出控制点 $P_1 = (0,0,0)$、$P_2 = (1,0,1)$、$P_3 = (1,1,0)$，其中点 P_1 处为 D 单元，点 P_2 处为 G 单元，点 P_3 处为 IWP 单元。首先根据矩阵方程求 β，由于该例子比较简单，即每个矩阵方程均为一个一维矩阵，即

$$\begin{cases} \boldsymbol{\Omega}_1(1,1)\beta_{1,1} = 1 \\ \boldsymbol{\Omega}_2(1,1)\beta_{1,2} = 1 \\ \boldsymbol{\Omega}_3(1,1)\beta_{1,3} = 1 \end{cases}$$

容易解出

$$\beta_{1,1} = \beta_{1,2} = \beta_{1,3} = 1$$

故

$$\alpha_1 = \beta_{1,1}\exp\left(-\frac{\|X - X_{i,j}\|^2}{\delta^2}\right)$$

$$= \exp\left(-\frac{(x-x_{i,j})^2 + (y-y_{i,j})^2 + (z-z_{i,j})^2}{\delta^2}\right)$$

$$= \exp\left(-\frac{(x-0)^2 + (y-0)^2 + (z-0)^2}{\delta^2}\right)$$

同理，可得

$$\alpha_2 = \exp\left(-\frac{(x-1)^2 + (y-0)^2 + (z-1)^2}{\delta^2}\right)$$

$$\alpha_3 = \exp\left(-\frac{(x-1)^2 + (y-1)^2 + (z-0)^2}{\delta^2}\right)$$

给定 $\delta^2 = 1$，将 α_1、α_2、α_3 代入 φ_{hyb} 并进行计算，结果如图 3-21 所示。

第三种多单元融合设计方法（NRFB）与 GRBF 方法相似，为

$$\varphi_{\text{hyb}}(X) = \sum_{i=1}^{n} \omega(X)\varphi_i(X) \quad (3-16)$$

$$\omega_i = \frac{\exp(-k_i\|X - X_i\|^2)}{\sum_{j=1}^{n}\exp(-k_j\|X - X_j\|^2)} \quad (3-17)$$

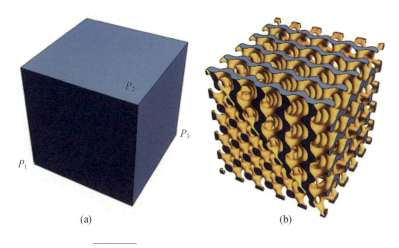

图 3-21 GRBF 法建立的多单元多孔结构

(a)设计结构;(b)计算结果。

比起 GRBF 法,NRFB 法不需要去解复杂的矩阵方程。总的来说,两种方法均将复杂连续体转化成由控制点组成的离散体,再将离散体融合为连续体。控制点选择越多,计算结果越准确,当然,时间成本也会增加。

为了构建随机梯度结构,首先根据要求将连续梯度通过控制点进行离散。例如,选择 D 单元,每个控制点的 TPMS 方程为

$$\varphi_i = \cos(a_i x)\cos(b_i y)\cos(c_i z) - \sin(a_i x)\sin(b_i y)\sin(c_i z) - d_i, 1 \leqslant i \leqslant n$$
(3-18)

需要指出,d_i 必须根据该点处的孔隙率来确定,a_i、b_i、c_i 可以在一定范围内随机取值,再根据 NRFB 法进行计算,结果如图 3-22 所示。

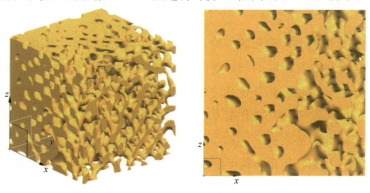

图 3-22 随机梯度多孔结构

NRFB 法同样适用于复杂多孔结构，如图 3-23 为股骨头实体模型及以该实体模型为基础建立的人工仿生多孔股骨头，可以看出 NRFB 法能对复杂模型进行较准确的模拟。

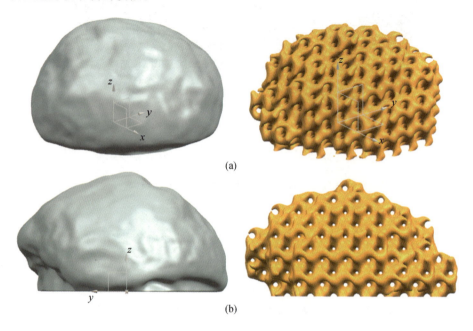

图 3-23　TPMS 梯度多孔结构模型

(a)TPMS 梯度多孔结构股骨头实体模型；(b)TPMS 梯度多孔结构股骨头模型。

3.5　孔隙结构拓扑优化

拓扑优化属于结构优化的一种，其利用数学优化方法，根据给定的负载情况和约束条件，在给定的设计空间内对材料分布进行优化，以实现结构的最佳性能或特定性能。拓扑优化方法主要包括均匀化方法、变密度法、水平集法等。其中，变密度法操作简单、计算效率高，是目前工程应用中使用最广泛的拓扑优化方法之一。

连续体结构拓扑优化问题可以描述为在满足体积约束 $G_V \leqslant 0$ 和其他 n 个约束，如力约束、位移约束，$G_i \leqslant 0$，$i=1,2,\cdots,n$ 的同时，实现目标函数 C 的最大或最小化。若将整个结构以材料密度分布的形式给出，则

$$\rho(x, y, z) = \begin{cases} 1; & x, y, z \in \Omega_{mat} \\ 0; & x, y, z \in \Omega_{void} \end{cases} \quad (3-19)$$

式中：$\rho(x, y, z)$为相对密度分布，取 1 或 0；Ω_{mat}为设计域内的固相材料区域；Ω_{void}为设计域内无材料的区域，如图 3-24 所示。拓扑优化的目的在于在给定条件下确定最优结构中，Ω_{mat}与Ω_{void}所属的位置区域。

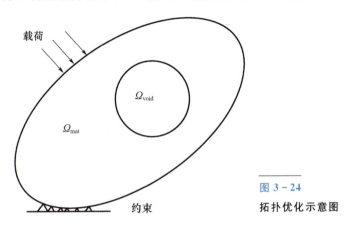

图 3-24 拓扑优化示意图

上述拓扑优化的数学模型可以表示为

$$\begin{aligned}
&\text{find: } \rho(x), \ \forall x \in \Omega \\
&\text{min: } C(\rho) = C(u(\rho), \rho) = \int_\Omega c(u(\rho), \rho) dV \\
&\text{s.t.: } G_v(\rho) = \int_\Omega \rho(x) dV - V_0 \leqslant 0 \\
&\qquad G_i(u(\rho), \rho) \leqslant 0, \ i = 1, 2, \cdots, n \\
&\qquad \rho(x) = 0 \text{ 或 } 1, \ \forall x \in \Omega
\end{aligned} \quad (3-20)$$

式中：状态域 u 为线性或非线性的状态函数，如对于最小柔度问题，物理意义为应变能密度。该数学模型中包含了 n 个附加约束，针对不同的设计准则施加不同的约束。

上述拓扑优化数学模型属于 0～1 整数规划问题，求解十分复杂。变密法拓扑优化引入密度惩罚函数，使材料密度在 0～1 之间连续过渡，将离散问题转化为连续问题，上述数学模型可以进一步表示为

$$\begin{aligned}
&\text{find: } \rho = \{\rho_1, \rho_2, \cdots, \rho_N\}^T \in \Omega \\
&\text{min: } C(\rho_i) = \boldsymbol{F}^T \boldsymbol{U} \\
&\text{s.t.: } V^* \leqslant fV
\end{aligned}$$

$$F = KU$$
$$0 < \rho_{\min} \leqslant \rho_i \leqslant 1, \quad i = 1, 2, \cdots, N \quad (3-21)$$

式中：ρ_i 为第 i 个单元的相对密度值；目标函数 $C(\rho_i)$ 为结构的柔度值；F 为结构外载荷向量；U 为结构位移向量；f 为体积分数；V 为初始结构体积；V^* 为拓扑优化后的体积；K 为刚度矩阵；$\rho_{\min}$ 为避免运算过程中产生奇异矩阵而引入的单元密度的最小值。

为了使材料相对密度在 0~1 之间连续过渡，需要引进密度惩罚函数，使材料密度尽可能趋近 0 或 1，以减少中间密度。固体各向同性材料惩罚模型 (SIMP)是常用的密度惩罚函数，为

$$g(\rho_i) = \rho_i^p, \quad \rho_i \in [\rho_{\min}, 1], \quad i = 1, 2, \cdots, N \quad (3-22)$$

利用密度惩罚函数构建材料弹性模量为

$$E_i = E_{\min} + g(\rho_i)(E_0 - E_{\min}) = E_{\min} + \rho_i^p(E_0 - E_{\min}), \quad i = 1, 2, \cdots, N$$
$$(3-23)$$

式中：E_i 为第 i 个有限单元的材料弹性模量；E_0 为实体的弹性模量，即 $\rho_i = 1$ 时材料的弹性模量；$E_{\min}$ 为 $\rho_i = \rho_{\min}$ 时的材料弹性模量，通常取 $E_{\min} = E/1000$；p 为惩罚因子。惩罚因子与相对密度对材料弹性模量的影响如图 3-25 所示。由于 ρ^p 与材料弹性模量为线性递增关系，图 3-25 一定程度上也反应了惩罚因子与相对密度对材料弹性模量的影响。

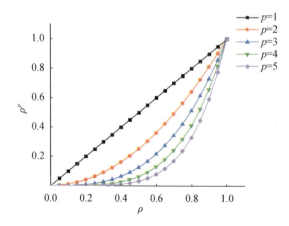

图 3-25
SIMP 模型

引入 SIMP 模型后，连续体拓扑优化的数学模型为

find：$\rho = \{\rho_1, \rho_2, \cdots, \rho_N\}^T \in \Omega$

$$\min: C(\rho_i) = \pmb{F}^T \pmb{U} = \sum_{i=1}^{N} \rho_i^p \pmb{u}_i^p \pmb{k}_0 \pmb{u}_i$$

$$\text{s.t.}: \sum_{i=1}^{N} \rho_i v_i - fV \leqslant 0$$

$$\pmb{F} = \pmb{K}\pmb{U}$$

$$0 < \rho_{\min} \leqslant \rho_i \leqslant 1, \ i = 1, 2, \cdots, N \tag{3-24}$$

式中：ρ_i 为设计变量，即单元密度；C 为整体结构柔度；$\pmb{F}$、$\pmb{U}$ 分别为整体载荷与位移向量，$\pmb{u}_i$ 为单元位移向量；$\pmb{k}_0$ 为固体，即 $\rho_i = 1$ 时的单元刚度矩阵；p 为 SIMP 模型惩罚因子；v_i 为单元体积分数；f 为整体体积分数；V 为初始体积；$\rho_{\min}$ 为防止矩阵奇异而引入的最小相对密度。

拓扑优化模型的求解方法主要包括优化准则法、数学规划方法、遗传算法等。在实际优化过程中容易出现棋盘格或大量灰度单元等不利现象，常常还需要对优化结果进行过滤。图 3-26 给出了简单悬臂梁拓扑优化的结果。

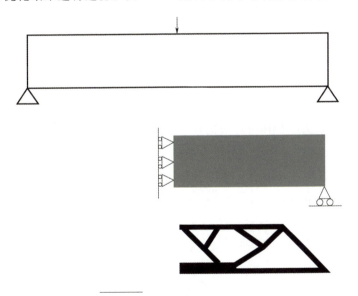

图 3-26 悬臂梁拓扑优化结果

实体材料的相对密度只能为 0 或 1，即 0 代表无材料，1 代表有材料。而孔隙结构的相对密度可以在 0~1 之间任意分布，若将孔隙结构与拓扑优化相结合，即使优化产生了大量相对密度在 0~1 之间的密度单元，该单元也能找到相应的孔隙单元。同时，在骨科植入物领域，孔隙结构被证明更有利于骨重建，拓扑优化也广泛应用于假体设计，二者的结合将大大提高植入物的设计水平。

多孔结构拓扑优化方法是利用多孔结构自身变密度特性,替代传统拓扑优化方法中的 SIMP 变密度模型,对材料相对密度进行惩罚。拓扑优化的结果是材料的相对密度分布,结合梯度孔隙结构设计方法,将材料相对密度分布转换为不同孔隙率的孔隙分布,具体流程如图 3-27 所示。

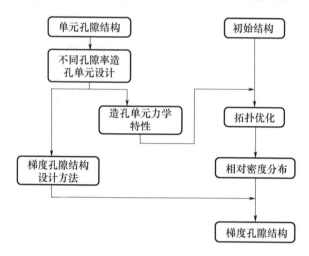

图 3-27 孔隙结构-拓扑优化设计流程图

对造孔单元力学特性进行表征,构建孔隙单元结构本构方程为

$$\sigma = \boldsymbol{C} \cdot \varepsilon \tag{3-25}$$

式中:$\boldsymbol{C}$ 为弹性矩阵,由于 TPMS 方程在 x、y、z 三个方向上完全一致,故弹性矩阵 $\boldsymbol{C}$ 可以简化为

$$\boldsymbol{C} = \begin{bmatrix} C_{11} & C_{12} & C_{12} & 0 & 0 & 0 \\ C_{12} & C_{11} & C_{12} & 0 & 0 & 0 \\ C_{12} & C_{12} & C_{11} & 0 & 0 & 0 \\ 0 & 0 & 0 & C_{44} & 0 & 0 \\ 0 & 0 & 0 & 0 & C_{44} & 0 \\ 0 & 0 & 0 & 0 & 0 & C_{44} \end{bmatrix}$$

施加不同的载荷,利用有限元方法,可以求出弹性矩阵 $\boldsymbol{C}$ 的相关参数,进而求出造孔单元弹性模量为

$$E = \boldsymbol{C}_{11} - \frac{2\boldsymbol{C}_{12}^2}{\boldsymbol{C}_{11} + \boldsymbol{C}_{12}} \tag{3-26}$$

根据不同孔隙率下孔隙结构的弹性模量,利用 Gibson-Ashby 公式构建孔隙结构相对密度(体积分数)与相对弹性模量的关系为

$$E^* = a \cdot \rho^n \quad (3-27)$$

式中:E^* 为相对弹性模量;ρ 为相对密度(体积分数);a、n 作为 Gibson-Ashby 公式的参数,利用最小二乘法拟合不同 ρ 下的 E^* 求出。将式(3-27)代替拓扑优化中的 SIMP 模型在拓扑优化过程中对孔隙率进行插值,同样以简单悬臂梁为例,孔隙结构-拓扑优化密度分布如图 3-28 所示。

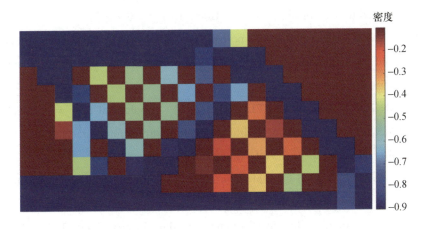

图 3-28　孔隙结构-拓扑优化密度分布

拓扑优化以密度分布的形式给出,利用 TPMS 模型梯度孔隙结构设计方法,将偏置函数设计为分段连续函数,根据图 3-28 代表的密度分布建立孔隙结构-拓扑优化模型,得出图 3-29。

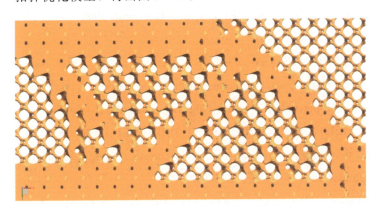

图 3-29　孔隙结构-拓扑优化模型

参考文献

[1] WANG X, XU S, ZHOU S, et al. Topological design and additive manufacturing of porous metals for bone scaffolds and orthopaedic implants: A review[J]. Biomaterials, 2016, 83: 127-141.

[2] WEISSBMANN V, BADER R, HANSMANN H, et al. Influence of the structural orientation on the mechanical properties of selective laser melted Ti-6Al-4V open-porous scaffolds[J]. Materials and Design, 2016, 95: 188-197.

[3] GUO M, LI X. Development of porous Ti-6Al-4V/chitosan sponge composite scaffold for orthopedic applications[J]. Materials Science and Engineering: C, 2016, 58: 1177-1181.

[4] ZHANG X, FANG G, LEEFLANG S, et al. Topological design, permeability and mechanical behavior of additively manufactured functionally graded porous metallic biomaterials[J]. Acta Biomaterialia, 2019, 84: 437-452.

[5] HAN C, LI Y, WANG Q, et al. Continuous functionally graded porous titanium scaffolds manufactured by selective laser melting for bone implants[J]. Journal of the Mechanical Behavior of Biomedical Materials, 2018, 80: 119-127.

[6] YAN C, HAO L, HUSSEIN A, et al. Evaluation of light-weight AlSi10Mg periodic cellular lattice structures fabricated via direct metal laser sintering[J]. Journal of Materials Processing Technology, 2014, 214: 856-864.

[7] YANEZ A, CUADRADO A, MARTEL O, et al. Gyroid porous titanium structures: A versatile solution to be used as scaffolds in bone defect reconstruction[J]. Materials and Design, 2018, 140: 21-29.

[8] MONTAZERIAN H, DAVOODI E, ASADI M, et al. Porous scaffold internal architecture design based on minimal surfaces: A compromise between permeability and elastic properties[J]. Materials and Design, 2017, 126: 98-114.

[9] MELCHELS F, BERTOLDI K, GABBRIELLI R, et al. Mathematically defined tissue engineering scaffold architectures prepared by stereolithography [J]. Biomaterials, 2010, 31: 6909-6916.

[10] AFSHAR M, ANARAKI A, MONTAZERIAN H. Compressive characteristics of radially graded porosity scaffolds architectured with minimal surfaces[J].

Materials Science and Engineering: C,2018,92,254-267.

[11] MELCHELS F,TONNARELLI B,OLIVARES A,et al. The influence of the scaffold design on the distribution of adhering cells after perfusion cell seeding[J]. Biomaterials,2011,32: 2878-2884.

[12] YANG N,TIAN Y L,ZHANG D. Novel real function based method to construct heterogeneous porous scaffolds and additive manufacturing for use in medical engineering[J]. Medical Engineering & Physics,2015,37(11):1037-1046.

[13] YANG N,QUAN Z,ZHANG D,et al. Multi-morphology transition hybridization CAD design of minimal surface porous structures for use in tissue engineering[J]. Computer-Aided Design,2014,56:11-21.

第 4 章
植入物力学性能分析与组织再生模拟

4.1 多孔结构力学性能的有限元分析

有限元法始于 20 世纪 40 年代,目前在航空航天、工程学、力学、土木工程领域的流体计算中广泛应用。有限元法是将连续的整体结构离散为若干个单元,把对整体结构的求解转化为对单元的求解。随着医学的发展,有限元法成为医学,尤其是骨科医学的重要研究方法。用有限元方法对骨科植入物力学性能进行模拟分析,可以初步掌握植入物和骨骼的应力应变分布情况,极大地提升分析效率。

4.1.1 有限元法基本原理

有限元法的基本思想包括如下三点:

(1)连续体离散化是有限元分析的基础。它的基本原理是将一个整体离散成若干个单元,这些单元通过边界节点相互连接。

(2)用插值函数来近似表示单元函数在各个单元节点上的数值,这样便可以有效地将整体的求解转化成有限个单元的求解。

(3)通过与原问题数学模型等效的变分原理,建立基本未知量求解的数学方程,将其表示成矩阵的形式,并用数值方法对其求解。

目前,已经开发出一系列的用于有限元法的商用软件。常见的商用软件包括 ANSYS、Abaqus、Nastran 等。有限元分析一般流程主要包括建立有限元模型、施加约束和载荷、求解有限元模型、后处理(结果分析与输出),如图 4-1 所示。

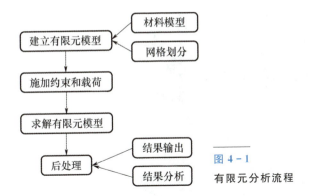

图 4-1 有限元分析流程

4.1.2 孔隙结构有限元分析

有限元模型的构建主要有两种方法：①直接建模法；②间接建模法。直接建模法利用有限元软件其中的建模功能，以有限元节点、单元的方式进行建模。间接建模法则依靠将模型导入有限元软件中完成建模，常用的建模软件包括 AutoCAD、UG、SolidWorks、Creo 等，模型导入有限元软件后，依靠其网格划分功能对导入模型进行有限元网格的划分，从而建立出相应的节点和单元。

传统多孔单元有限元模型的建立使用间接建模法，首先在三维建模软件中建立多孔结构，再在有限元软件中完成网格划分形成有限元模型。图 4-2 为 BCC 结构单元模型，首先在 UG 软件中建立三维实体模型，文件导出为 x_t、stp 等可被有限元软件读取的文件，再在有限元分析软件 Abaqus 导入该结构。在 Mesh 模块下，设置有限元网格类型与网格密度。BCC 结构适合用四面体网格进行划分，不同的网格划分密度影响有限元建模结果。图 4-3 为该 BCC 结构单元的有限元模型，网格划分密度分别为 11.5、1.0、0.5、0.25，有限单元数量分别为 8022、8559、20334、101740。

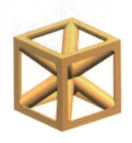

图 4-2 BCC 结构单元模型

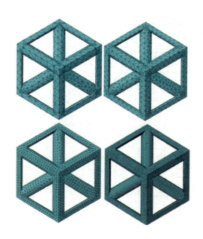

图 4-3
BCC 结构单元有限元模型

基于 TPMS 模型的多孔结构，直接形成的是能够用于增材制造的 STL 文件。STL 为面网格文件，其由许多个三角片面组成。有限元分析软件无法对面网格文件进行有限元网格划分，STL 文件模型的有限元分析常常需要将 STL 文件模型利用逆向工程转化为实体模型，或者在特定网格划分软件中将 STL 文件模型转化为实体网格模型。由于多孔支架内部结构极为复杂，对单一或少数造孔单元组成的多孔支架能够利用上述方法建立有限元模型，但对于含有大量造孔单元的支架则无法利用上述方法建立有限元模型。考虑到 TPMS 结构的特殊性——由数学方程产生的结构，可以利用间接法，即利用 TPMS 方程通过编程计算出相应的节点与单元，生成可供分析的有限元模型。图 4-4(a)所示为孔隙率为 70% 的 G 单元多孔支架，实际上其是由许多三角形组成的面网格，如图 4-4(b)所示。

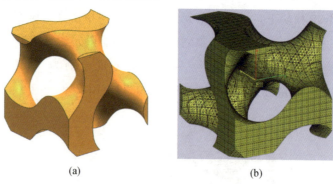

(a)　　　　　　　　　(b)

图 4-4　G 单元结构 STL 文件模型
(a)实体模型；(b)由三角形组成的面网格模型。

选择正四面体八节点网格易于编程实现，且是分析 TPMS 结构的一种有效网格，设计网格划分密度，在科学计算软件 Matlab 中计算出节点和单元信息，输出可被 Abaqus 软件读取的 inp 文件，如图 4-5 所示。网格划分密度分别为 0.2、0.1、0.05、0.025。单元数量分别为 406、2789、20945、161481。

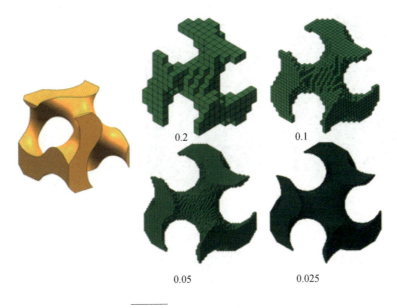

图 4-5　G 单元有限元模型

网格敏感性是影响有限元分析精度和效率的最大因素。所谓网格敏感性是指对统一结构，利用不同的有限元网格进行划分，其分析结果也可能会出现差异，例如，使用的网格划分密度越小，有限元模型越精细，计算结果越准确，但时间成本将大大增加。针对多孔支架，对其进行网格划分并检查网格敏感性。如图 4-5 所示，以孔隙率为 70% G 单元为例，首先对单一造孔单元进行有限元分析计算有限压缩弹性模量，并检验网格敏感性，图中 4 种网格划分数分别为 406、2789、20945、161481。有限元计算结果显示，当网格数为 20945 和 161481 时，有效弹性模量计算结果的差异小于 1%，但相较于网格数为 20945 的结构，计算分析网格数 161481 的结构消耗时间增加了 5 倍。网格数为 20945 的 G 单元结构显然比网格数 161481 的结构更适合分析。一般而言，当计算结果差异小于 5% 时即可。

对多孔支架进行有限元分析能预测直接的力学性能，防止应力遮挡效应，最常用的有限元分析包括模拟静态压缩。网格建立完成后，导入有限元分析软件中，设计材料选择 Ti-6Al-4V，其中弹性模量为 110GPa、泊松比为 0.3、屈服强度为 869MPa。图 4-6 为有限元网格及其边界条件的设置，其中边界条件为固定底面所有节点 6 个方向的自由度，并对顶部所有节点逐步施加高度方向的位移，以模拟静态压缩过程。

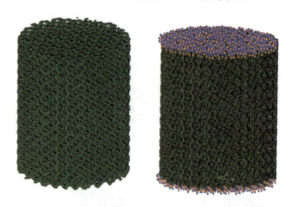

图 4-6 G 单元多孔支架有限元模型

图 4-7(a)~(d)分别是应变为 0、0.02、0.06、0.15 时多孔支架对应的应力分布，图 4-7(e)~(h)则是应变为 0、0.02、0.06、0.15 时多孔支架对应的位移分布。随着应变的增大，多孔支架的应力水平逐渐增大，且支架内部应力分布不均。图 4-8 为通过有限元分析的该支架的应力-应变曲线，其中，弹性模量为 3.14GPa，抗压强度为 54.26MPa。

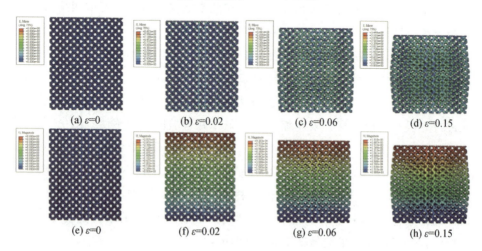

图 4-7 G 单元多孔支架有限元分析结果(位移分布图)

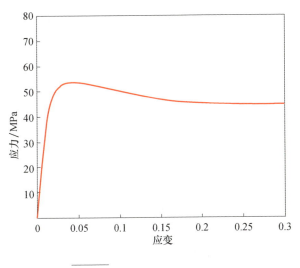

图 4-8 G 单元应力-应变分析

4.2 多孔结构模量各向异性分析

天然骨内部孔隙为分布不规则的多孔结构，其不同的方向具有不同的力学特性，多孔结构的各向异性是评价其性能的重要指标之一。

4.2.1 模量各向异性的定量描述

天然骨为分布不规则的多孔结构，其不同的方向具有不同的力学特性，多孔结构的各向异性是评价其性能的重要指标之一。在弹性变形范围内，多孔结构应力与应变关系可用广义胡克定律表示为

$$\pmb{\sigma}_{ij} = \pmb{C}_{ijkl}\pmb{\varepsilon}_{kl} \tag{4-1}$$

一般来说，可用矩阵表示上述关系为

$$\begin{bmatrix} \sigma_{11} \\ \sigma_{22} \\ \sigma_{33} \\ \sigma_{12} \\ \sigma_{13} \\ \sigma_{23} \end{bmatrix} = \begin{bmatrix} C_{11} & C_{12} & C_{13} & C_{14} & C_{15} & C_{16} \\ & C_{22} & C_{23} & C_{24} & C_{25} & C_{26} \\ & & C_{33} & C_{34} & C_{35} & C_{36} \\ & & & C_{44} & C_{45} & C_{46} \\ & & & & C_{55} & C_{56} \\ & & & & & C_{66} \end{bmatrix} \begin{bmatrix} \varepsilon_{11} \\ \varepsilon_{22} \\ \varepsilon_{33} \\ \varepsilon_{12} \\ \varepsilon_{13} \\ \varepsilon_{23} \end{bmatrix}$$

TPMS 模型构建的多孔结构在空间 x、y、z 三个方向上具有对称性，上述矩阵式可以简化为

$$C = \begin{bmatrix} C_{11} & C_{12} & C_{12} & 0 & 0 & 0 \\ C_{12} & C_{11} & C_{12} & 0 & 0 & 0 \\ C_{12} & C_{12} & C_{11} & 0 & 0 & 0 \\ 0 & 0 & 0 & C_{44} & 0 & 0 \\ 0 & 0 & 0 & 0 & C_{44} & 0 \\ 0 & 0 & 0 & 0 & 0 & C_{44} \end{bmatrix}$$

上述弹性矩阵含有 3 个参数，利用有限元法进行求解。假设 $\varepsilon_{11}=0$，$\varepsilon_{22}=0$，$\varepsilon_{33}=1$，$\varepsilon_{12}=0$，$\varepsilon_{13}=0$，$\varepsilon_{23}=0$，则有

$$\begin{bmatrix} \sigma_{11} \\ \sigma_{22} \\ \sigma_{33} \\ \sigma_{12} \\ \sigma_{13} \\ \sigma_{23} \end{bmatrix} = \begin{bmatrix} C_{11} & C_{12} & C_{12} & 0 & 0 & 0 \\ C_{12} & C_{11} & C_{12} & 0 & 0 & 0 \\ C_{12} & C_{12} & C_{11} & 0 & 0 & 0 \\ 0 & 0 & 0 & C_{44} & 0 & 0 \\ 0 & 0 & 0 & 0 & C_{44} & 0 \\ 0 & 0 & 0 & 0 & 0 & C_{44} \end{bmatrix} \begin{bmatrix} 0 \\ 0 \\ 1 \\ 0 \\ 0 \\ 0 \end{bmatrix}$$

化简有

$$C_{11} = \sigma_{33}, \quad C_{12} = \sigma_{11}$$

具体有限元求解方法为顶面施加法向应变为 1 的位移载荷，剩余 5 个面的法向载荷为 0，如图 4-9 所示。

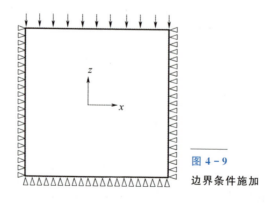

图 4-9
边界条件施加

假设 $\varepsilon_{11}=0$，$\varepsilon_{22}=0$，$\varepsilon_{33}=0$，$\varepsilon_{12}=0$，$\varepsilon_{13}=1$，$\varepsilon_{23}=0$，则有

$$\begin{bmatrix}\sigma_{11}\\\sigma_{22}\\\sigma_{33}\\\sigma_{12}\\\sigma_{13}\\\sigma_{23}\end{bmatrix}=\begin{bmatrix}C_{11}&C_{12}&C_{12}&0&0&0\\C_{12}&C_{11}&C_{12}&0&0&0\\C_{12}&C_{12}&C_{11}&0&0&0\\0&0&0&C_{44}&0&0\\0&0&0&0&C_{44}&0\\0&0&0&0&0&C_{44}\end{bmatrix}\begin{bmatrix}0\\0\\0\\1\\0\\0\end{bmatrix}$$

化简有

$$C_{44}=\sigma_{12}$$

具体有限元求解方法为顶面与侧面分别施加切向应变为 0.5 的位移载荷，剩余 5 个面载荷为 0，如图 4-10 所示。

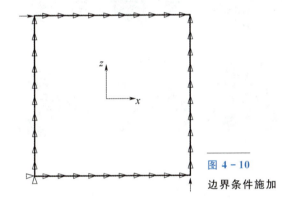

图 4-10
边界条件施加

柔度矩阵为弹性矩阵的逆矩阵，表示为

$$\boldsymbol{S}=\begin{bmatrix}\boldsymbol{S}_{11}&\boldsymbol{S}_{12}&\boldsymbol{S}_{12}&0&0&0\\\boldsymbol{S}_{12}&\boldsymbol{S}_{11}&\boldsymbol{S}_{12}&0&0&0\\\boldsymbol{S}_{12}&\boldsymbol{S}_{12}&\boldsymbol{S}_{11}&0&0&0\\0&0&0&\boldsymbol{S}_{44}&0&0\\0&0&0&0&\boldsymbol{S}_{44}&0\\0&0&0&0&0&\boldsymbol{S}_{44}\end{bmatrix}$$

假设 $\boldsymbol{S}_{11}$、$\boldsymbol{S}_{12}$、$\boldsymbol{S}_{13}$ 为空间某一方向的方向向量，则根据柔度矩阵 $\boldsymbol{S}$ 可以计算出模量随空间方向的变化规律，对于 TPMS 模型构建的多孔结构，其模量与空间方向关系为

$$\frac{1}{E}=\boldsymbol{S}_{11}(l_1^4+l_2^4+l_3^4)+(\boldsymbol{S}_{44}+2\boldsymbol{S}_{12})((l_2l_3)^2+(l_1l_3)^2+(l_1l_2)^2)$$

对于各向异性的结构,常用各向异性系数来进行定量描述:

$$f = 2C_{44}/(C_{11} - C_{12})$$

对于各向同性的结构,其 $f=1$。

4.2.2 不同多孔结构的各向异性分析

孔隙率为 30%、40%、50%、60%、70%、80% 的 G 单元结构有限元模型如图 4-11 所示。

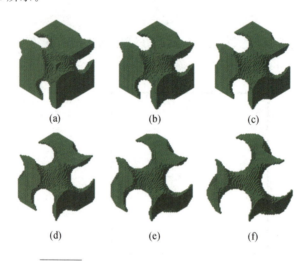

图 4-11 不同孔隙率 G 单元结构有限元模型
(a) 30%;(b) 40%;(c) 50%;(d) 60%;(e) 70%;(f) 80%。

对不同孔隙率的 G 单元多孔结构进行有限元分析,确定每种结构的弹性矩阵,从而计算出各向异性系数。材料选择为 Ti-6Al-4V,弹性模量为 110GPa,泊松比为 0.3,则不同孔隙率的弹性矩阵参数如表 4-1 所示。

表 4-1 G 单元弹性矩阵参数及各向异性系数

孔隙率	C_{11}	C_{12}	C_{44}	f
30%	2.26×10^{11}	8.64×10^{7}	6.86×10^{10}	0.8996
40%	1.62×10^{11}	4.25×10^{8}	4.87×10^{10}	0.8613
50%	1.11×10^{11}	7.62×10^{8}	3.27×10^{10}	0.8289
60%	7.28×10^{10}	5.45×10^{8}	2.07×10^{10}	0.7993
70%	4.05×10^{10}	3.12×10^{8}	1.07×10^{10}	0.7481
80%	1.41×10^{10}	1.80×10^{7}	3.34×10^{9}	0.7012

G单元结构模量随孔隙率变化规律如图4-12所示,随着孔隙率的增大,模量曲面分布逐渐"外凸",最大模量分布位置位于面对角线方向,最小模量则分布于体对角线方向,说明沿面对角线方向结构具有最佳力学性能,而体对角线方向力学性能最差。由表4-1看出,各向异性系数随着孔隙率的增大减小,并逐渐远离1(各向同性的系数),各向异性增大,采用三次多项式拟合并建立G单元各向异性系数 f_G 与孔隙率 p 的关系为

$$f_G = 1.0669 - 0.8018p + 1.0314p^2 - 0.7532p^3$$

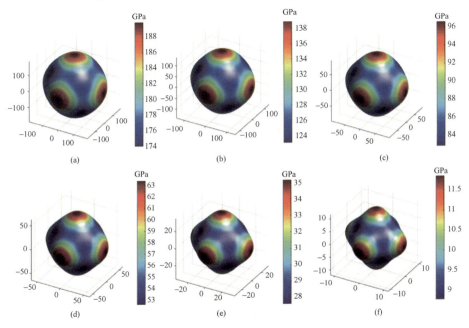

图 4-12　G单元结构模量随孔隙率变化规律

(a) 30%；(b) 40%；(c) 50%；(d) 60%；(e) 70%；(f) 80%。

对于图4-13所示的不同孔隙率的D单元多孔结构,采用同样的方法计算每种结构的弹性矩阵,并计算各向异性系数,如表4-2所示。

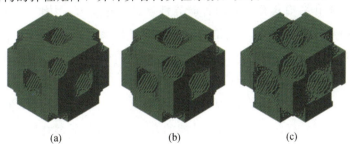

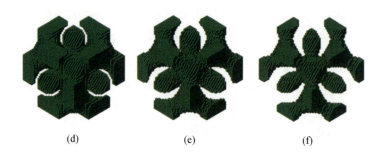

图 4-13 不同孔隙率 D 单元有限元模型
(a) 30%；(b) 40%；(c) 50%；(d) 60%；(e) 70%；(f) 80%。

表 4-2　D 单元弹性矩阵参数及各向异性系数

孔隙率	C_{11}	C_{12}	C_{44}	f
30%	2.20×10^{11}	8.23×10^{10}	7.82×10^{10}	1.1373
40%	1.39×10^{11}	5.23×10^{10}	5.38×10^{10}	1.2428
50%	6.39×10^{10}	2.61×10^{10}	2.83×10^{10}	1.4951
60%	3.97×10^{10}	1.69×10^{10}	1.82×10^{10}	1.6040
70%	2.24×10^{10}	1.03×10^{10}	1.04×10^{10}	1.7179
80%	1.11×10^{10}	5.41×10^{9}	5.13×10^{9}	1.8164

D 单元结构模量随孔隙率变化规律如图 4-14 所示。与 G 单元结构不同，随着孔隙率的增大，模量曲面分布逐渐"内凹"，最大模量分布位置位于体对角线方向，最小模量则分布于面对角线方向，说明沿体对角线方向结构具有最佳力学性能，而面对角线方向力学性能最差。由表 4-2 看出，各向异性系数随着孔隙率的增大而增大，并逐渐远离1(各向同性的系数)，同样的，各向异性增大，D 单元各向异性系数 f_D 与孔隙率 p 的拟合关系为

$$f_D = 0.9097 - 0.8043p + 4.5375p^2 - 3.3870p^3$$

不同的多孔结构具有不同的各向异性，且通过调节结构的孔隙率，可以调节其各向异性。对于 G 单元结构，其各向异性系数小于1，且与孔隙率呈负相关；对于 D 单元结构，其各向异性系数大于1，且与孔隙率呈正相关。但是两种结构的各向异性均与孔隙率呈正相关，即孔隙率越大，结构各向异性程度越大；孔隙率越小，结构越趋于各向同性。同时，对结构各向异性的分析有助于寻求结构具有最佳力学性能的方向，从而指导多孔假体的设计。

第 4 章 植入物力学性能分析与组织再生模拟

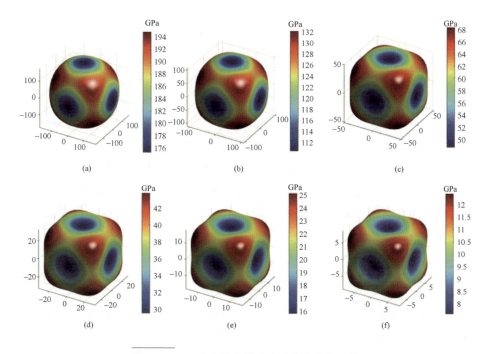

图 4-14 D 单元结构模量随孔隙率变化规律
(a) 30%；(b) 40%；(c) 50%；(d) 60%；(e) 70%；(f) 80%。

4.3 多孔结构的内部流场分析

4.3.1 渗透理论

具有合适的渗透特性的多孔支架可以满足骨组织修复过程中细胞活动和物质交换的需求，支架内液体流速所产生的壁面剪切应力会影响骨组织细胞的增殖与分化，其中壁面剪切应力过高会导致细胞死亡，过低则又难以对细胞产生有效的刺激，故需要对多孔结构的渗透特性进行分析。

渗透率是衡量多孔结构透水性能的指标之一，其描述为在一定流体驱动下，允许流体通过多孔结构的难易程度。多孔结构的渗透率主要受多孔结构拓扑形态、孔隙率等因素的影响。根据流体力学理论，多孔结构内流体的运动可以采用 Navier-Stokes 方程描述为

$$\rho \frac{\partial u}{\partial t} - \mu \nabla^2 u + \rho(u \cdot \nabla)u + \nabla p = F, \quad \nabla \cdot u = 0 \qquad (4-2)$$

式中：ρ 为流体密度（kg/m³）；u 为流体流速（m/s）；μ 为流体黏度系数（Pa·s）；p 为压强（Pa）；F 为外力（N）。

在流体状态为层流时，通常采用达西定律计算多孔结构的渗透率为

$$k = \frac{Q\mu L}{A\Delta p} \qquad (4-3)$$

式中：Q 为流量（m³/s）；μ 为流体黏度系数（Pa·s）；L 为流体出入口之间的距离（m）；A 为多孔结构截面面积（m²）；Δp 为出入口压强差（Pa）。

基于渗透理论，利用有限元方法，通过计算多孔结构流体入口、出口的压差，可以计算出不同多孔结构的渗透率。

4.3.2 多孔结构渗透率的数值计算

以 G 单元结构为例，对孔隙率分别为 60%、70%、80% 的均质结构（G），以及孔隙率为 70% 的径向梯度（Gt）多孔支架的内部流场进行分析，多孔支架如图 4-15 所示。

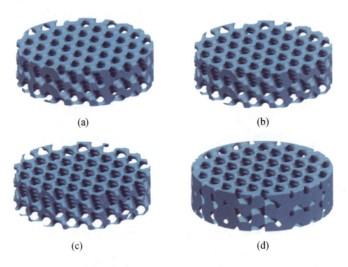

图 4-15 多孔支架有限元模型
（a）均质（G）60%；（b）均质（G）70%；（c）均质（G）80%；（d）梯度（Gt）70%。

首先建立多孔支架包围盒，即用比多孔结构略大的圆柱体将多孔支架包围，将包围盒与多孔支架之间的空间视作流体。在 ANSYS ICEM CFD 软件

中完成网格划分,网格选择正四面体网格。将该网格导入 ANSYS Fluent 软件中,流体选择液态水(密度为 1000kg/m³,黏度系数为 0.001Pa·s),边界条件定义包围盒顶面为流体入口,底面为流体出口,包围盒与多孔支架为壁,入口流速设定为 0.1mm/s,出口压力设定为 0。求解出入口压强,从而根据达西定律计算渗透率。

图 4-16 为根据孔隙率利用达西定律计算的渗透率。均质结构中渗透率随着孔隙率的增加而增加,且呈现出一种非线性关系;相同孔隙率(70%)下,所设计的径向梯度多孔结构与均质多孔结构孔隙率相似。

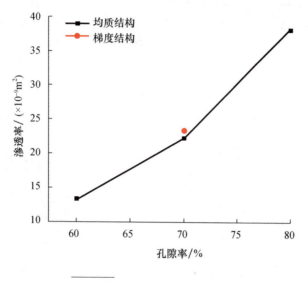

图 4-16　渗透率与孔隙率规律

4.3.3　多孔结构内部流场分析

图 4-17 为四种支架 xz 截面上的流速分布图。在均质结构中,四种结构内部流速随着孔隙率的增加而减小。径向梯度多孔支架的流速分布比均质多孔支架的流速分布更为不均,表现为两侧孔隙率较低的区域,流速较大;在中心孔隙率较高的区域,流速较小。

图 4-18 为四种不同孔隙率结构 xy 截面上的流速分布。由于 G 单元可视作螺旋结构,流体流经多孔结构时,在靠近壁面的区域旋转和加速,形成涡流现象。涡流处的流体流速远大于其附近区域的流速。

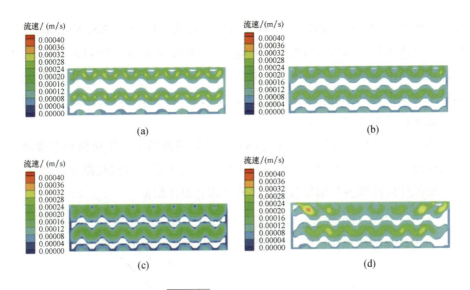

图 4-17　xz 截面流速分布

(a)均质(G)60%；(b)均质(G)70%；(c)均质(G)80%；(d)梯度(Gt)70%。

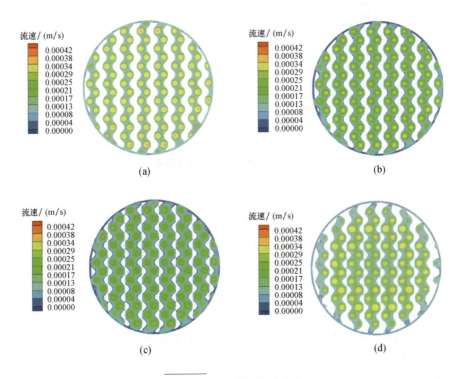

图 4-18　xy 截面流速分布

(a)均质(G)60%；(b)均质(G)70%；(c)均质(G)80%；(d)梯度(Gt)70%。

在给定边界条件下,四种结构的壁面剪切应力(WSS)分布如图4-19所示。其中,均质结构的壁面剪切应力分布均匀,径向梯度结构WSS分布不均,其中靠近圆周面处WSS较大,靠近中心处则WSS较小。四种结构的WSS主要分布于0~3mPa。计算得到G60%、G70%、G80%、Gt70%支架平均WSS为1.52mPa、1.22mPa、0.98mPa、1.12mPa。故随着孔隙率的增加,平均壁面剪切应力减小。在相同孔隙率(70%)下,所设计的径向梯度多孔结构减小了壁面剪切应力。

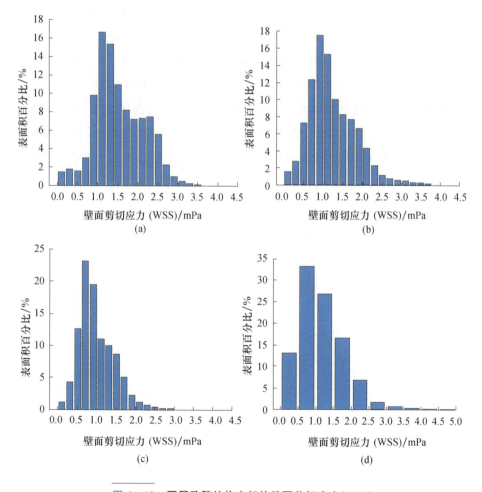

图4-19 不同孔隙结构支架的壁面剪切应力(WSS)
(a)均质结构支架孔隙率60%;(b)均质结构支架孔隙率70%;
(c)均质结构支架孔隙率80%;(d)梯度结构支架孔隙率70%。

4.4 曲率驱动组织生长

4.4.1 TPMS 单元表面曲率

细胞或组织生长与基底的形状有关,曲率驱动组织生长模型是描述基底形状对组织生长影响大小的模型之一。曲率驱动组织生长假设组织生长与基底的曲率相关,而在平面基底或凸面基底上不会产生组织生长。目前,曲率驱动组织生长模型已经得到了体外及体内试验的验证。不同的多孔支架具有不同的拓扑构型,利用曲率驱动组织生长模型能对支架几何形态进行评价。基于 TPMS 模型的多孔支架内部为连续的曲面。分别选择孔隙率为 30%、50%、70%、90%,单元类型为 G、D、IWP 单元的表面曲率进行分析。图 4-20 所示为 G 单元不同孔隙率的表面曲率分布,图 4-21 所示为 D 单元不同孔隙率的表面曲率分布,图 4-22 所示为 IWP 单元不同孔隙率的表面曲率分布。

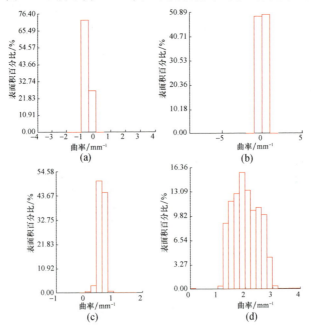

图 4-20 不同孔隙率 G 单元表面曲率分布

(a)孔隙率 30%;(b)孔隙率 50%;(c)孔隙率 70%;(d)孔隙率 90%。

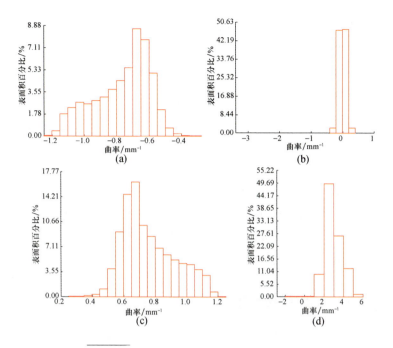

图 4-21　不同孔隙率 D 单元表面曲率分布

（a）孔隙率 30%；（b）孔隙率 50%；（c）孔隙率 70%；（d）孔隙率 90%。

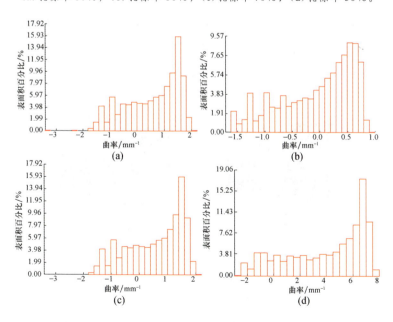

图 4-22　不同孔隙率 IWP 单元表面曲率分布

（a）孔隙率 30%；（b）孔隙率 50%；（c）孔隙率 70%；（d）孔隙率 90%。

对于 G 单元和 D 单元，当孔隙率小于 50% 时，内部表面曲率小于 0，当孔隙率大于 50% 时，内部表面曲率大于 0；对于 IWP 单元，无论孔隙率是否大于 50%，内部表面均存在大于 0 和小于 0 的部分。基于曲率驱动组织生长模型，G 单元和 D 单元适合使用孔隙率小于 50% 的造孔单元，而 IWP 单元任何孔隙率的造孔单元均适合使用。

当使用孔隙率低于 50% 的 G 单元或 D 单元时，支架由于体积分数较大，会造成植入物刚度较大，植入后容易造成应力遮挡现象。IWP 单元虽然任何孔隙率的造孔单元内部均具有负曲率部分，但 IWP 单元结构力学性能不如 G 单元和 D 单元。故可以利用单元融合思想，设计径向梯度多孔支架，内部为孔隙率较高的 IWP 单元，外部为孔隙率较低的 G 单元。径向梯度多孔支架能够较好地满足组织生长的需求。

4.4.2 曲率驱动组织生长模拟

对于 G 单元，由于当孔隙率小于 50% 时，其表面曲率才为负，故以 G 单元 30% 孔隙率结构为例，模拟其表面组织生长情况。对 G 单元均质多孔结构进行分析，等效为对其中任意一个造孔单元进行分析。TPMS 造孔单元自身具有高度的对称性，如图 4-23 所示，其中造孔单元大小为 0.5mm。一个 TPMS 造孔单元可以划分为 8 个完全相同的小单元。对一个完整造孔单元的分析等效为对其任意 8 等分单元进行分析。

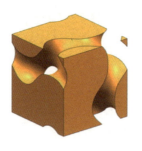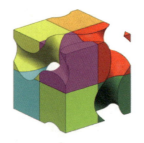

图 4-23　30% 孔隙率 G 单元结构

将待分析结构体素化，205 体素代表 1mm。每一个体素的曲率利用扫描掩模计算，扫描掩模是以该体素为球心，一定半径的体素化的球，由于细胞的相互作用范围约为 50 μm，故扫描掩模直径设置为 17 体素，即半径为 41 μm，以接近细胞的相互作用范围。利用扫描掩模计算曲率为

$$\kappa = \frac{1}{R} = \frac{\kappa_1 + \kappa_2}{2} = -\frac{16}{3r}\left(\frac{V}{V_{\text{tot}}} - \frac{1}{2}\right) \qquad (4-4)$$

式中：r 与 V_{tot} 分别为扫描掩模半径和体积，以孔隙与实体的分界面为界限，扫描掩模位于分界面以内（实体）的部分为 V。只有当 $V/V_{\text{tot}} - 1/2 > 0$ 时曲率才为负，即扫描掩模位于孔隙部分的体积小于位于实体部位的体积时该体素的曲率为负，如图 4-24 所示。整个建模空间被划分为实体体素和孔隙体素两部分。每一个步骤均通过扫描掩模计算每个孔隙体素的曲率，当曲率小于 0 时该孔隙体素变为组织体素。重复上述步骤，以迭代次数模拟组织生长时间，直到无新组织体素产生，如图 4-25 所示。

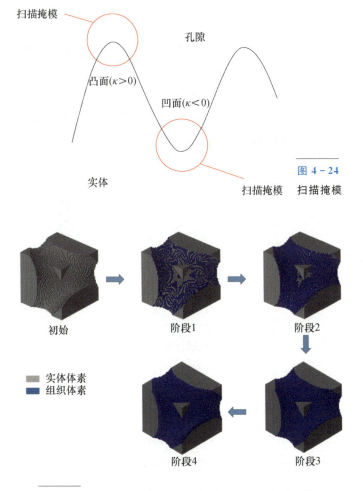

图 4-24

图 4-25　G 单元 30% 孔隙率结构表面组织生长过程模拟

对于 G 单元 30% 孔隙率的多孔支架，当迭代次数为 59 次时，孔隙体素全部为正，即不再有新的组织体素产生。如图 4-26 所示，纵坐标为生长的组织量占孔隙的百分比，随着迭代次数的增加，生长速率逐渐变缓，并在组织填充率达到 45% 左右时不再发生组织生长，即此时孔隙空间所有体素曲率均大于 0。

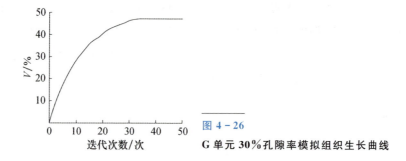

图 4-26　G 单元 30% 孔隙率模拟组织生长曲线

孔隙率为 20%、25%、30%、35%、40%、45% 的 6 种结构模拟曲率驱动组织生长曲线如图 4-27 所示。在造孔单元大小相同时，孔隙率越高，模拟组织生长的速率越慢，组织填充率越低。

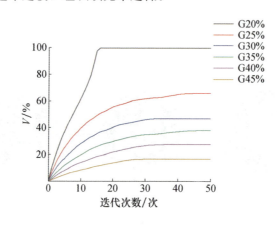

图 4-27　不同孔隙率的模拟曲率驱动组织生长曲线

不同的造孔单元由于其表面曲率的不同，其组织生长规律也不同，如图 4-28 所示，孔隙率为 30% 的 G、D、IWP 三种单元中，D 单元的组织生长速率最快，组织填充最高。IWP 单元组织生长速率略高于 G 单元，但组织填充率比 G 单元低。

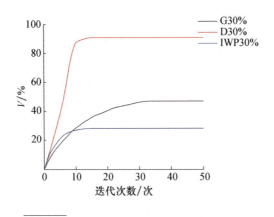

图 4-28　不同造孔单元的模拟组织生长曲线

4.5　个性化假体重建盆骨系统有限元分析

盆骨作为人体骨骼系统中最为重要的组成部分之一，起着维持人体平衡，保护内脏器官的作用。其中，髂骨作为盆骨中最容易受到肿瘤侵害的部位，存在较大的重建需求。但是，盆骨复杂的解剖形态为临床盆骨重建带来巨大的挑战。

使用个性化盆骨假体是盆骨重建的首选方式。目前存在的盆骨假体种类繁多，例如，组配式假体、马鞍形假体和个性化假体。在这些假体类型中，个性化盆骨假体得益于其更符合患者的个性化解剖差异和重建需求，可以大大降低假体脱位与失效的概率，因此在临床盆骨重建中得到了广泛的应用。

因为盆骨解剖结构复杂，所以很难通过简化模型或者试验的方法研究其生物力学性能。而有限元方法可以简便、精确地重现不同患者盆骨解剖形态和材料属性差异，因此成为研究盆骨生物力学和评价个性化盆骨假体的有力工具。但尽管众多学者使用有限元方法对盆骨生物力学性能做了大量的研究，螺钉预紧力与重建盆骨力学性能关系的研究却未见过报道。

为了研究螺钉预紧力与重建盆骨生物力学性能之间的关系，有临床实际病例：患者为男性，年龄64岁，身高168cm，体重68kg，因左侧盆骨患有肿瘤，就诊于内蒙古人民医院，并使用个性化盆骨假体重建患者盆骨。根据患者CT数据，建立其重建后的盆骨模型。通过给螺钉施加不同大小的预紧力，研究重建盆骨的力学响应，根据钛合金的疲劳强度，确定螺钉的最大预紧力，并且研究比较不同螺钉安装方式下重建盆骨系统的力学行为。

利用 Hypermesh 软件对盆骨各部件进行网格划分，其中，螺钉的单元类型为六面体非协调模式单元（C3D8I），其余网格类型为四面体单元（C3D4），在 Mimics 软件中为网格模型赋予各向异性的材料属性，最后将赋予材料属性后的网格模型导入到 Abaqus 软件中进行有限元分析。各部件的材料属性如表 4-3 所示。

表 4-3 材料属性表

部件	材料	弹性模量/GPa	泊松比
左侧髂骨	—	2.07~9.89	0.3
骶骨	—	1.95~8.84	0.3
右侧髂骨	—	2.04~9.62	0.3
假体	钛合金	110	0.3
螺钉	钛合金	110	0.3

在有限元模型中，骶骨和髂骨之前使用绑定约束，螺钉与盆骨之间使用绑定约束来模拟螺纹固定，假体和盆骨设置摩擦接触，摩擦因数为 0.1。使用弹簧单元来模拟盆骨周围的主要韧带，考虑到左侧髂骨在手术时组织被大量切断，因此在手术重建后的盆骨模型中左侧的髂腰韧带、骶棘韧带、骶结节韧带和耻骨韧带不予考虑。在骶骨的上表面，施加了一个大小为体重 1.2 倍（810N）、方向竖直向下的集中力模拟人站立姿态下的上身载荷，并为螺钉施加不同大小的预紧力研究预紧力大小对盆骨力学行为的影响。计算三种站立姿态：双腿站立、左腿（病侧）站立和右腿（健侧）站立应力分布，如图 4-29 所示。双腿站立时将左右两个髋臼杯除了水平方向的平动外全都固定，单腿站立时对两个髋臼杯进行全约束。

针对重建盆骨模型中最为重要的假体部件，对盆骨有限元模型进行了网格敏感性分析，结果表明，当假体网格尺寸为 2 和 1.5 时计算误差在 5% 以内，因此选择假体网格大小为 2，这时重建盆骨模型网格总数为 30.8 万。

正常盆骨在双腿站立、右腿站立和左腿站立时的最大应力分别为 8.0MPa、13.7MPa 和 18.8MPa。从图 4-30 可以看出，正常盆骨在站立姿态下应力主要集中在骶髂关节附近，而由于应力遮挡作用，重建盆骨应力主要集中在假体内侧翼板和耻骨联合附近。

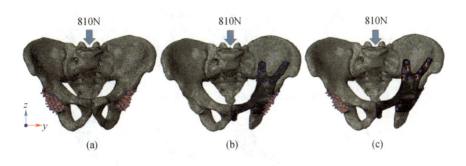

图 4-29　边界条件图

(a)双腿站立；(b)病侧站立(全螺钉)；(c)健侧站立(去除 4 根螺钉)。

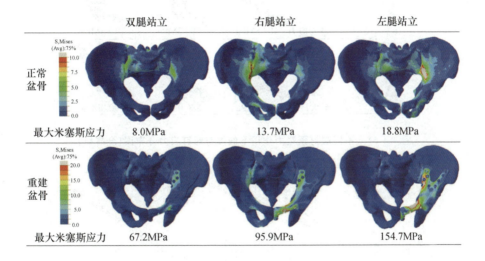

图 4-30　正常盆骨与重建盆骨在双腿站立、右腿站立以及左腿站立姿态下的应力分布

计算结果表明，重建盆骨在不同的预紧力作用下，应力主要分布在假体和螺钉上，从图 4-31 可以看出，随着预紧力的增大，应力逐渐向螺钉周围聚集并向四周扩散。当没有螺钉，预紧力为 0 时，双腿站立姿态下骨、假体和螺钉上的最大应力分别为 5.9MPa、67.2MPa 和 61.7MPa，健侧站立姿态下骨、假体和螺钉上的最大应力分别为 9.7MPa、83.7MPa 和 95.9MPa，病侧站立情况下骨、假体和螺钉上的最大应力分别为 9.5MPa、132.0MPa 和 154.7MPa。并且从图 4-32 可以看出随着螺钉预紧力的增大，骨、假体和螺钉上的最大应力也近似呈线形关系增大，而且，总是螺钉上的应力大于假体上的应力，大于骨上的应力。

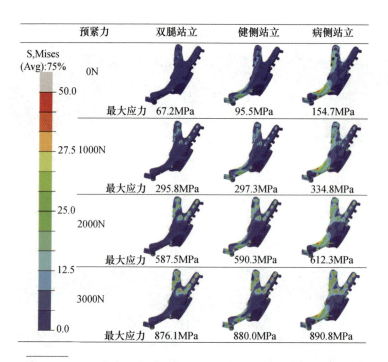

图 4-31　不同螺钉预紧力作用下假体与螺钉应力分布图（全螺钉）

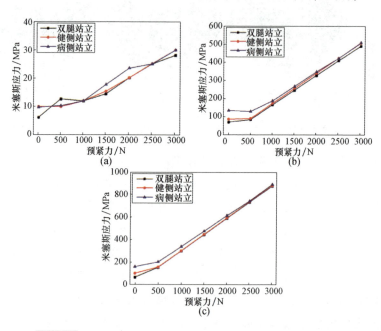

图 4-32　最大米塞斯应力随螺钉预紧力变化趋势图（全螺钉）

(a)骨；(b)假体；(c)螺钉。

去除假体翼板处的 4 根螺钉，并分别计算了盆骨在双腿站立、健侧站立和病侧站立时不同预紧力作用下的应力分布（图 4-33）。通过比较可以发现，去除 4 根螺钉后，假体除了在去除螺钉的相应位置没有出现应力的聚集以外，在相同姿态和螺钉预紧力情况下，假体的应力分布和没有去除螺钉时假体的应力分布是基本一致的。

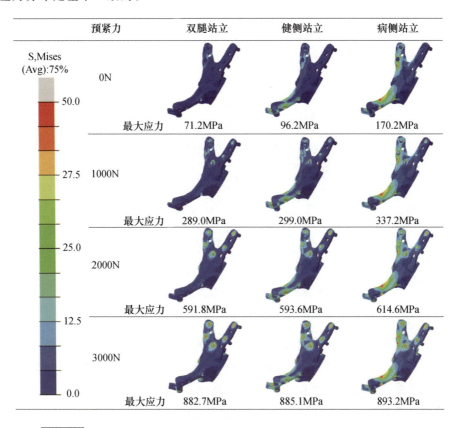

图 4-33 不同螺钉预紧力作用下假体与螺钉应力分布图（去除 4 根全螺钉）

去除螺钉后重建盆骨模型在没有施加螺钉预紧力时，双腿站立情况下骨、假体和螺钉上的最大应力分别为 5.9MPa、71.2MPa 和 71.0MPa，健侧腿站立情况下骨、假体和螺钉上的最大应力分别为 9.8MPa、90.0MPa 和 96.2MPa，病侧站立情况下骨、假体和螺钉上的最大应力分别为 10.4MPa、156.7MPa 和 170.2MPa。通过对比发现，减少螺钉之后的盆骨模型和没有减少螺钉的盆骨模型的骨、假体、螺钉上的最大应力均随螺钉预紧力的增大而增大，各部件最大应力变化趋势和原重建盆骨模型一致（图 4-34）。

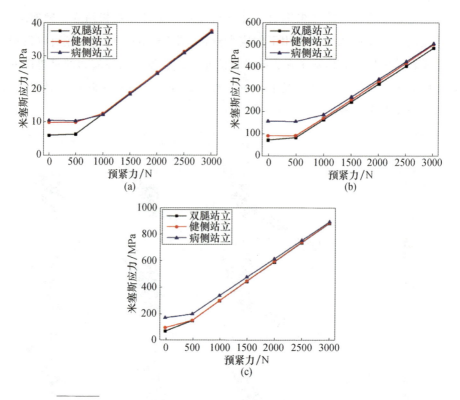

图 4-34 最大米塞斯应力随螺钉预紧力变化趋势图(去除 4 根螺钉)
(a)骨;(b)假体;(c)螺钉。

为了比较正常盆骨与重建盆骨的应力分布,在正常盆骨和重建盆骨的盆骨环上选取 11 个点(图 4-35(a)、(b)),并在螺钉预紧力为 1000 N 时,采集了正常盆骨与重建盆骨在这些特征点处应力大小,并对每个点应力的大小和各点变化趋势进行了比较(图 4-35(c)~(e))。

在没有施加螺钉预紧力时,病侧站立情况下重建盆骨系统应力最大,比健侧站立时重建盆骨系统最大应力高出 20%~40%,是双腿站立时重建盆骨系统最大应力的 1.5~2 倍。但是,随着螺钉预紧力的增大,盆骨模型在三种状态下,骨、假体和螺钉上的最大应力近似呈线性关系增大,并且重建盆骨系统上的最大应力差别逐渐减小。

螺钉预紧力越大,结构的稳定性会越好,但是螺钉的预紧力也不能无限制地增大,它要受到结构强度的限制。通过分析计算结果发现,在螺钉预紧力低于 2000N 时,假体上的最大应力为 614.6MPa,低于 Ti-6Al-4V 的屈

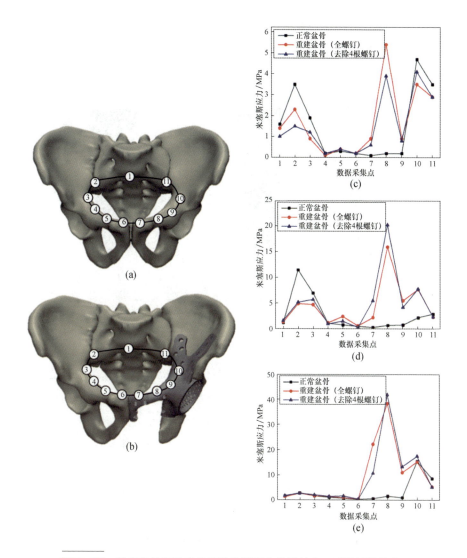

图 4-35 健康盆骨和重建盆骨的盆骨环上选取的点，以及双腿站立、健侧站立和病侧站立时所选盆骨环上点的应力比较图

(a)健康骨盆；(b)重建骨盆双腿站立；(c)健侧站立；(d)病侧站立。

服强度(789～1013MPa)，这表明该盆骨假体可以在静态载荷作用下保证支撑功能。但是考虑到盆骨假体在植入人体后伴随病人的活动，会受到持续的冲击载荷作用，因此为了保证假体和螺钉不会发生疲劳断裂，假体和螺钉上的最大应力应低于钛合金的疲劳强度(310～610MPa)。在病侧站立姿态下，螺钉预紧力为 1000 N 时，螺钉的最大应力为 337.2 N，但当螺钉预紧力增加到

1500 N 时，螺钉与假体接触的区域已经有一部分应力超过 310 N（图 4 - 36），因此为了避免螺钉疲劳断裂，建议在手术安装时，螺钉的预紧力不应超过 1000 N。

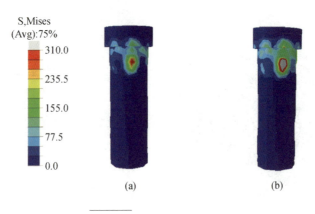

图 4 - 36　螺钉应力分布图

(a)病侧站立状态下螺钉预紧力为 1000N 时的螺钉应力分布图；
(b)病侧站立状态下螺钉预紧力为 1500N 时的螺钉应力分布图。

在本案例中，共使用了 14 根螺钉对假体进行固定。但是，并不是螺钉数量越多意味着固定效果越好，创伤和感染概率会随着螺钉数量的增加而增大，从而不利于患者的恢复。因此，对该案例的螺钉安装方式进行了优化，去除了假体翼板处的 4 根螺钉，并对去除 4 根螺钉之后的重建盆骨在三种站立姿态下进行了有限元计算。通过与全螺钉固定盆骨系统进行比较，可以发现去除 4 根螺钉之后，在施加相同螺钉预紧力的情况下，假体上的应力分布非常相似。当预紧力小于 3000 N 时，假体和螺钉上最大应力的差异均低于 20%。骨上的最大应力虽然差别较大（50% 以内），但是也远低于皮质骨的强度（80～150MPa）。

重建盆骨位于假体上采集点（7～10）的应力为正常盆骨相同位置点应力的 1.1～20 倍，这种现象是由于应力集中造成的。其余落在盆骨上点中，正常盆骨与重建盆骨应力大小差异在 50% 以内，并且变化趋势一致。通过比较两种不同固定方式下重建盆骨系统盆骨环所有测量点的应力，可以发现其大小差异在 30% 以内，并且趋势一致，因此可以认为该个性化假体可以实现重建盆骨原有力学传递机制的功能，并且建议可以去除翼板处 4 根螺钉的安装以减少手术创伤。

参考文献

[1] EGAN P F, SHEA K A, FERGUSON S J. Simulated tissue growth for 3D printed scaffolds[J]. Biomechanics and Modeling in Mechanobiology, 2018, 17:1481-1495.

[2] CÉCILE M B, KOMMAREDDY K P, RUMPLER M, et al. How Linear Tension Converts to Curvature: Geometric Control of Bone Tissue Growth [J]. PLOS ONE, 2012, 7.

[3] BIDAN O, CÉCILE M, KOMMAREDDY K P, et al. Geometry as a Factor for Tissue Growth: Towards Shape Optimization of Tissue Engineering Scaffolds [J]. Advanced Healthcare Materials, 2013, 2(1):186-194.

[4] PARIS M, GÖTZ A, HETTRICH I, et al. Scaffold curvature - mediated novel biomineralization process originates a continuous soft tissue - to - bone interface [J]. Acta Biomaterialia, 2017, 60:64.

[5] RUMPLER M, WOESZ A, DUNLOP J W C, et al. The effect of geometry on three-dimensional tissue growth[J]. Journal of The Royal Society Interface, 2008, 5(27):1173-1180.

[6] BIDAN O, CÉCILE M, WANG F M, et al. A three-dimensional model for tissue deposition on complex surfaces[J]. Computer Methods in Biomechanics and Biomedical Engineering, 2013, 16(10):1056-1070.

第 5 章
多孔钛增材制造与理化性能分析

增材制造技术可以实现对植入假体复杂外形和内部孔隙结构的精确控制，目前应用于多孔钛骨科植入假体制造的商业化增材制造设备基本都基于粉末床，利用高能量密度激光或电子束来熔化金属粉末，以此来制造出与设计结构一致的多孔钛骨科植入假体。

5.1 EBM 技术制造多孔钛

5.1.1 EBM 技术简介

电子束熔化（electron beam melting，EBM）技术是一种采用高能、高速的电子束选择性地轰击金属粉末，使粉末材料熔化成形的增材制造技术。EBM 技术的工艺流程：首先，在铺粉平面上铺展一层粉末；其次，电子束在计算机的控制下根据截面轮廓的信息进行有选择的融化，金属粉末在电子束的轰击下被熔化在一起，并与下面已成形的部分黏结，层层聚集，直至整个零件悉数融化完成；最后，去除过剩的粉末便获得所需的三维产品。上位机的实时扫描信号经数模转换及功率放大后传递给偏转线圈，电子束在对应的偏转电压产生的磁场作用下偏转，达到选择性熔化。

全球第一款商业 EBM 设备是瑞典的 Arcam 公司 2003 年推出的 S12 型，目前，Arcam 公司已经推出三款成形设备。在新一代 A1、A2 成形设备中，成形零件的最大尺寸和精度都有较大的提高，并且在成形零件时实现了自动冷却。成形和冷却的过程当中，在真空室充入具有一定压强的氦气，可以加快成形后的冷却速度，保持更低的氧含量。A1、A2 成形设备的应用领域也越发明确，A1 成形设备主要用来成形骨骼植入物，成形材料也主要为钛、钴合金；A2 成形设备主要用于成形航天航空领域和国防领域需要的零件，也用来制造其他领域复杂度高的小批量金属件。Arcam 公司采用最新的 A1 和 A2 设备，制造了大量精度和强度越发优良的零件，其中利用 A1 制造的合金骨骼早已通过了 CE 认证，迄今在欧洲大陆已经造福超过 10000 名患者，在 2011 年也通过了美国 FDA 的认证。利用 A2 成形设备制造的航空和国防领域的产品也获得了显著的成果，除具有以上所说的制件表面平滑、可加工复杂形状的特点外，还将原材料和最终产品质量的比率由 15%～20%降到了约为 1%，大大地降低了成本。

EBM 工艺原理如图 5-1 所示，首先将用 CAD 软件设计的 3D 模型文件以 STL 的格式保存，将该文件经过分层切片的预处理，得到每一层的截面信息，之后输入 EBM 设备的系统中。在 EBM 设备中用于制造的部分称为工作舱，在工作舱中预先通过送粉机构和铺粉机构平铺一层 Ti-6Al-4V 粉末；其次，设备中会产生电子束，电子束经过调整会聚集在焦点处，也就是先前所铺的一层粉末中需被熔融的地方，这个交点处会产生非常高的能量，使在焦点处的金属粉末熔融，随着电子束不间断的扫描，连续的金属粉末熔融后相互融合在一起，连接形成所需的截面；再次，当一层粉末处理完成形成截面后，工作舱中的支架会下降一层的高度，重复送粉、铺粉、熔融粉末这一过程，且第二层的粉末会与之前的一层金属粉末熔融连接成为一个整体；最后做好模型的所有层之后，取出工作舱中制备好的模型，去除残留在模型孔隙中的金属粉末。

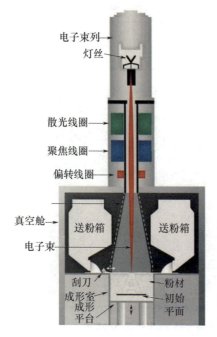

图 5-1
EBM 增材制造工艺原理图

5.1.2　EBM 多孔钛

Arcam 公司的 EBM 设备 Arcam-A1，配套粉末颗粒大小为 45~100μm，其真空室真空度小于 5×10^4 bar(1bar = 10^5 Pa)，电子束最大功率为 4000W，加速电压为 0~60kV，电子束电流在 0~60mA 可调，束斑大小为 0.2~0.4mm，最大扫描速率为 1000m/s，加工层厚为 0.05~0.2mm，加工精度为 ±0.2mm，制造速率可达到 60cm^3/h。设备还包括电子枪系统、真空系统、电源系统和控制系统。其中，控制系统包括扫描控制系统、运动控制系统、电源控制系统、真空控制系统和温度检测系统。成形好的零件放置在真空室中的粉体堆里慢慢冷却，待温度降至 150℃后取出，进一步冷却至室温，然后，使用高压充气和细针去除多孔钛支架内部微孔中的残留粉体材料，并用超声清洗的方法去除沾黏在零件表面上的多余松散粉体，所制造的零件无须进行进一步的热处理工艺。

以 Ti-6Al-4V 粉末为原材料，其化学成分见表 5-1，利用扫描电镜 (scanning electron microscope，SEM)观察 Ti-6Al-4V 粉末的形貌，其 SEM 图像如图 5-2 所示，从图中可以看出，粉末基本为规则的球形颗粒。

表 5-1　Ti-6Al-4V 粉末的化学成分

元素	Al	V	Fe	O	N	C	H	Ti
质量分数/%	6.0	4.0	0.1	0.15	0.01	0.03	0.01	其余

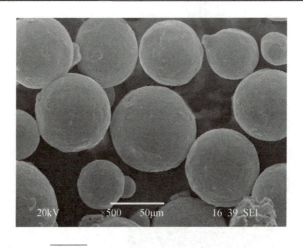

图 5-2　Ti-6Al-4V 粉末形貌 SEM 图

图 5-3 所示为 EBM 技术制造的多孔结构钛合金(简称多孔钛)支架。其中,图 5-3(a)所示为蜂窝状孔隙结构,图 5-3(b)为正交孔隙结构,图 5-3(c)为层叠孔隙结构,图 5-3(d)为钻石分子结构。从图中可以看出,多孔钛支架的孔隙结构是开放式的、相互连通的,能够为组织的长入提供足够的空间,孔隙之间相互连通为新生组织的再血管化提供条件,进而为骨组织的长入与改建奠定了基础。孔隙结构有助于促进植入物与宿主骨的牢固结合,实现长久有效的生物固定。

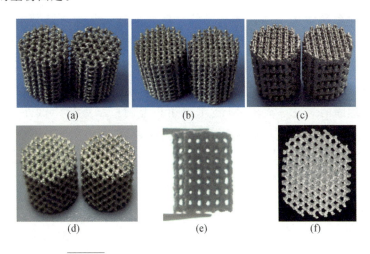

图 5-3　EBM 技术制造的多孔结构钛合金支架
(a)蜂窝状孔隙结构;(b)正交孔隙结构;(c)层叠孔隙结构;(d)钻石分子结构;
(e)正交结构侧视图;(f)钻石分子结构 micro-CT 三维重建图。

5.2　SLM 技术制造多孔钛

5.2.1　SLM 技术简介

选择性激光熔化(selective laser melting,SLM)技术是使金属粉末在激光束的热作用下完全熔化,经冷却凝固而成形的一种增材制造技术。为了完全熔化金属粉末,要求激光面能量密度超过 $10^6\,W/cm^2$。目前,应用 SLM 技术的激光器主要有 Nd-YAG 激光器、CO_2 激光器、光纤激光器。这些激光器产生的激光波长分别为 1064nm、10640nm、1090nm。金属粉末对 1064nm 等较短波长激光的吸收率比较高,而对 10640nm 等较长波长激光的吸收率较低。因此在成形金属零件过程中具有较短波长激光器的激光能量利用率高,但是采用较长波长的 CO_2 激光器,激光能量利用率低。在高激光能量密度作用下,金属粉末完全熔化,经散热冷却后可实现与固体金属冶金焊合成形。SLM 技术正是通过此过程,层层累积成形出三维实体。

SLM 技术的原理和 EBM 技术相近,如图 5-4 所示。同样也是先将零件的三维数字模型通过软件分层后导入设备中,然后利用激光束在每一层上按照截面轮廓熔化金属粉末。得到一层截面后,基板下降一层,铺粉机构重新铺上一层粉末,激光束再重新熔化一层金属,逐层熔化金属后制造出零件实物模型。它与 EBM 技术的不同在于,SLM 技术的能量源为激光,而 EBM 技术的能量源为电子束。此外,SLM 技术采用快速熔化金属粉末并快速冷却凝固的工艺,而 EBM 技术则在高温制造结束后将试件慢慢冷却,使这两种技术有了类似热处理的过程,成形零件在力学性能上会有不一样的表现。

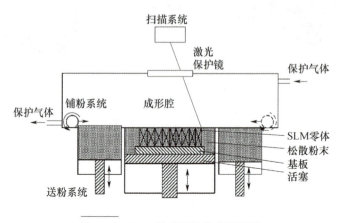

图 5-4 SLM 增材制造技术原理图

5.2.2 SLM 多孔钛

利用德国 Concept Laser 公司的 M2 型 SLM 设备制造多孔钛样品,设备配套粉末颗粒大小为 15~50μm,激光功率最大 400W,扫描速度最大 7m/s,光斑直径为 50~200μm,加工层厚为 0.02~0.1mm,制造速率可达 2~10cm^3/h。

图 5-5 为 SLM 技术制造的多孔钛合金支架，其中，图 5-5(a)所示为立体交错孔隙结构，图 5-5(b)为正十二面体结构，图 5-5(c)为正交孔隙结构，图 5-5(d)为金红石结构，图 5-5(e)为钻石分子结构，图 5-5(f)为钻石分子结构的显微 CT 软件三维重建模型。从图中可以看出，SLM 技术制造出的多孔钛支架孔隙结构特征与设计特征基本一致。利用 SLM 技术制造的 G 单元梯度孔隙结构多孔钛样件如图 5-6 所示。作为骨修复替代物，多孔钛的孔隙结构不仅对其力学性能起着决定性作用，而且对其生物学性能，如细胞黏附、营养物质和氧气的交换、代谢废物的排出、新骨的长入等，有重要的影响。从宏观结构上看，SLM 技术很好地实现了多孔钛孔隙结构的精确控制。

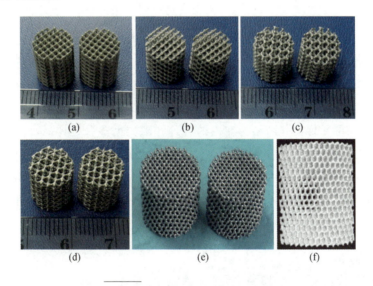

图 5-5 SLM 技术制造的多孔钛

(a)立体交错孔隙结构；(b)正十二面体结构；(c)正交孔隙结构；(d)金红石结构；
(e)钻石分子结构；(f)钻石分子结构的显微 CT 软件三维重建模型。

5.2.3　SLM 多孔钽

钽金属具有优异的生物惰性和生物相容性，应用于骨科相关疾病的治疗已有 80 多年。美国的 Zimmer 公司利用化学气相沉积(CVD)方法在玻璃碳骨架上沉积钽金属，然后，烧结去除玻璃碳，获得多孔钽，已广泛应用于骨科临床。这种方法制备的多孔钽孔隙结构取决于玻璃碳骨架的三维空间结构，

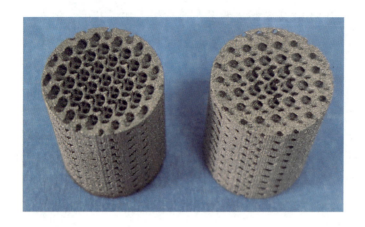

图 5-6　SLM 技术制造的 G 单元梯度多孔钛样件

无法根据实际需要进行优化设计。增材制造技术赋予了多孔钽更优异的控形性能，即根据实际需要制造任意复杂孔隙形状。湖南普林特医疗器械有限公司是国内最早开展增材制造多孔钽研发的企业，他们自主开发了 3D 打印钽粉和 SLM 多孔钽专用设备，如图 5-7 所示，成功打印出了包括 G 单元均质孔隙结构和 G 单元梯度孔隙结构在内的各种孔隙类型多孔钽样品，并完成了多孔钽孔隙结构和力学性能的相关检测，如图 5-8 所示。检测结果表明，SLM 多孔钽孔隙率（30%～90%）、孔径（200 μm 以上）、丝径（最小 0.2mm）等主要孔隙特征可控。标准多孔钽样件的抗拉强度为 9～60MPa，抗弯强度为 1～65MPa，抗压强度可达 160MPa。

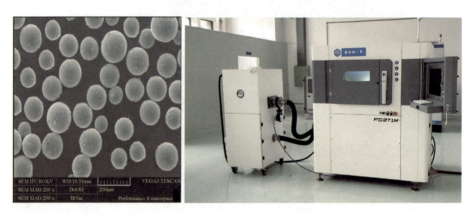

图 5-7　钽粉及 SLM 多孔钽专用设备

第 5 章 多孔钛增材制造与理化性能分析

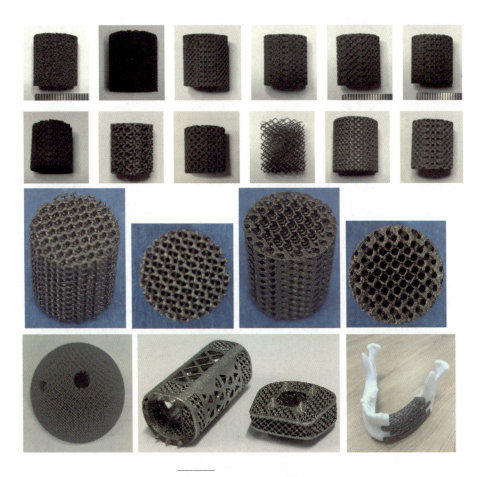

图 5-8 SLM 多孔钽样件

5.3 EBM 与 SLM 技术特点对比

EBM 技术采用高能电子束作为加工热源,扫描成形可通过操纵磁偏转线圈进行,没有机械惯性,且电子束具有的真空环境还可避免金属粉末在液相熔化过程当中被氧化。电子束与激光相比,具有能量利用率高、作用深度大、材料吸收率高、稳定及运行维护成本低等优点。EBM 技术优点是成形过程效率高,零件变形小,成形过程不需要金属支撑,微观组织更致密,电子束的偏转聚焦节制快速、灵敏等。激光的偏转需要使用振镜,在

095

激光进行高速扫描时振镜的转速很高，在激光功率较大时，振镜需要更复杂的冷却系统，而振镜的重量也显著增加，因而在使用较大功率扫描时，激光的扫描速度将遭到限制。在扫描较大成形范畴时，激光的焦距也很难快速地改变，电子束的偏转和聚焦利用磁场完成，可以通过改变电信号的强度和偏向快速灵敏的节制电子束的偏转量和聚焦长度，且电子束偏转聚焦系统不会被金属蒸镀滋扰。用激光和电子束熔化金属的时候，金属蒸汽会弥散在整个成形空间，并在接触的任何物体表面镀上金属薄膜。电子束偏转聚焦都是在磁场中完成，因而不会遭到金属蒸镀的影响；激光器振镜等光学器件则容易遭到蒸镀污染。

但EBM技术在真空室抽气过程当中粉末容易被气流带走，造成真空系统的污染。而且，EBM技术存在一个比较特殊的问题即粉末溃散（炊粉）现象，原因是电子束具有较大动能，当高速轰击金属原子使之加热、升温时，电子的部分动能也直接转化为粉末微粒的动能。当粉末流动性较好时，粉末颗粒会被电子束推开形成溃散现象。防止炊粉的基本原则是提高粉床的稳定性，克服电子束的推力，主要有四项措施：降低粉末的流动性、对粉末进行预热、对成形底板进行预热、优化电子束扫描方法。针对粉末在电子束作用下容易溃散的现象，提高不同粉末体系所能承受的电子束域值电流（溃散电流）和电子束扫描域值速度（溃散速度）判据，并在此基础上研究出混合粉末。EBM技术成形室中必须为高真空，才能保证设备正常工作，这使EBM设备整机复杂度提高。此外，EBM技术需要将系统预热到800℃以上，使粉末在成形室内预先烧结固化在一起，高预热温度对设备的整体结构提出异常高的要求，且加工结束后零件需要在真空成形室中冷却相当长一段时间，降低了零件的制造效率。

电子束难以像激光束一样聚焦出细微的光斑，成形件难以达到较高的尺寸精度，因此，精密或有细微结构的功能件用EBM技术是难以直接制造出来的。电子束偏转误差：EBM系统采用磁偏转线圈产生磁场，使电子偏转；由于偏转的非线性以及磁场的非均匀性，电子束在大范畴扫描时会泛起枕形失真。大偏角时的散焦：EBM系统采用聚焦线圈使电子束聚焦；若聚焦线圈中的电流恒定，电子束的聚焦面为球面，而电子束在平面上扫描。

因此，电子束在不偏转时聚焦，而在大角度偏转时泛起散焦。EBM和SLM技术基本参数如表5-2所示。

表 5-2　EBM 与 SLM 技术基本参数对比

	EBM 铺粉	SLM 铺粉
热源	电子束	激光
最大成形尺寸	$\phi350mm \times 380mm$	$400mm \times 400mm \times 400mm$
粉末颗粒大小	$40 \sim 100 \mu m$	$15 \sim 53 \mu m$
层厚	$50 \mu m$	$20/30 \mu m$
扫描速度	8m/s	7m/s
加工效率	$55 \sim 80 cm^3/h$	$7 cm^3/h$
加工方式	热加工，无需热处理	冷加工，需热处理
加工环境	真空	氮气/氩气保护

5.4　增材制造多孔钛后处理

基于粉末床增材制造技术的多孔钛样品打印完成后，先要清除粉体材料，通常采用压缩空气吹走多孔钛样品表面及孔隙内松散的粉体。对于 SLM 多孔钛而言，还需要采用设备商推荐的热处理工艺参数对多孔钛样品进行退火处理；然后采用手工或机械加工的方法去除支撑，并利用超声波去除残留在孔隙中的粉体；接着进行清洗操作，骨科植入器械的清洗十分严格，包括初洗和精洗两道工艺；清洗完成后，检查样品外观，如与设计图纸一致，即可进行包装、待用。基于粉末床增材制造技术的多孔钛样品质量控制流程如图 5-9 所示。

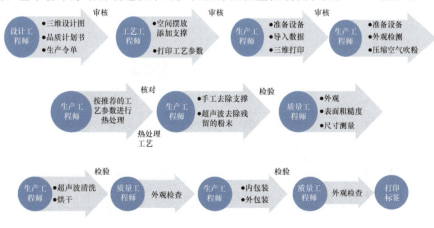

图 5-9　多孔钛样品增材制造质量控制流程

骨科植入器械的清洗流程如下。

（1）初洗：指利用超声波清洗机配合清洗剂去除产品加工过程中的表面残留（包括固体颗粒、油污等）的过程。

初洗工艺流程如图 5-10 所示。

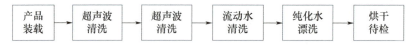

名称	工艺参数
产品装载	样品整齐摆放于筐内
超声波清洗	清洗剂（体积分数）：5%～10%；清洗时间：10～20min；清洗温度：40～60℃
超声波清洗	清洗时间：10～20min
流动水清洗	清洗时间：3～4min
纯化水漂洗	漂洗时间：3～4min
烘干待检	烘箱温度：60～80℃，烘干时间：1～2h

图 5-10 初洗工艺流程

（2）精洗：指利用超声波清洗机去除产品表面固体微粒和可能残余的清洗剂，并使产品表面的初始污染菌小于等于100cfu/件的过程。该过程为产品的最终清洗，即末道清洗。

精洗工艺流程图如图 5-11 所示。

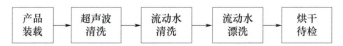

名称	工艺参数
产品装载	产品整齐摆放于筐内或挂在相应的挂具上
超声波清洗	清洗液均为纯化水；清洗时间：10～20min
流动水清洗	清洗时间：3～4min
流动水漂洗	漂洗时间：3～4min
烘干待检	烘箱温度：60～80℃，烘干时间：1～2h

图 5-11 精洗工艺流程

无论是 EBM 技术还是 SLM 技术，在制造过程中都会残留一些金属粉末附着在模型的孔隙内，对支架的质量产生影响，无论是对之后的结构观测、力学测试还是以后将其设计到骨科植入物中都会造成不良的结果，所以在制造好支架之后需要进行清洗，将其中残留的粉末尽可能地去除。需要注意的是，模型的孔隙内除了残留的粉末，还会有一些半熔融的颗粒，这些颗粒是技术本身的缺陷所导致。如图 5-12 所示为支架清洗之前与之后粉末残留的对比。

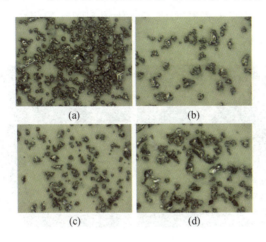

图 5-12　多孔钛清洗前后粉末残留对比
(a)EBM 多孔钛清洗之前；(b)EBM 多孔钛清洗之后；
(c)SLM 多孔钛清洗之前；(d)SLM 多孔钛清洗之后。

图 5-12 中显示的是支架完全压碎之后将碎屑用 100 目筛子筛选后剩下的残渣，图中有一些不规则的金属块是压碎的模型本身，剩下的一些圆形小球就是模型中残留的粉末。清理采用的是超声清洗，通过超声振动将孔隙间残留的粉末去除。可以发现，两种工艺清洗之后，残留的粉末都有一定程度的减少，其中 EBM 技术尤为明显。

5.5　多孔钛理化性能检测分析

5.5.1　光学显微镜和扫描电镜观测

采用 KEYENCE 公司的 VHX-500F 型数字光学显微镜(digital microscope,

DM)和 Zeiss 公司的 Ultra Plus 场发射扫描电镜观测 EBM 多孔钛和 SLM 多孔钛孔隙结构特征，图 5-13 为不同孔隙率钻石分子结构的 EBM 多孔钛光学显微镜照片，图 5-14 为与之对应的 SLM 多孔钛光学显微镜照片。可以看出 EBM 和 SLM 多孔钛的孔隙结构与设计结构一致，是一种开放式的、相互连通的孔隙结构，孔隙尺寸为 500～1000 μm，能够为细胞、组织的长入提供空间，而且还能成为营养供给的通道。有大量局部熔融状态的钛粉颗粒附着于杆件表面，使多孔钛支架微孔形成了起伏约 50 μm 的粗糙表面结构，有利于骨组织与多孔钛牢固结合。

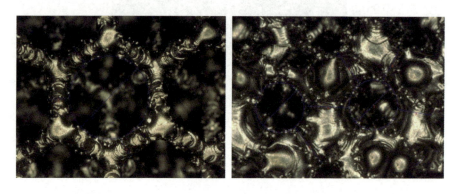

图 5-13 不同孔隙率钻石分子结构 EBM 多孔钛光学显微镜照片

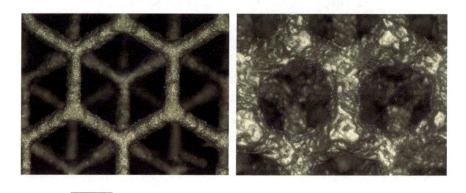

图 5-14 不同孔隙率钻石分子结构 SLM 多孔钛光学显微镜照片

用光学显微镜观测正十二面体结构 SLM 多孔钛支架的侧面和上表面，可见支架侧面相对粗糙，如图 5-15(a)所示，上表面相对光洁，如图 5-15(b)所示。G 单元均质和梯度 SLM 多孔钛样件如图 5-16 所示。

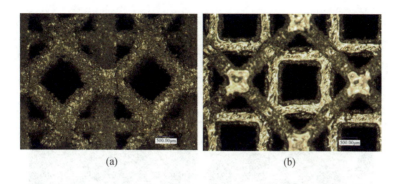

图 5-15　正十二面体结构 SLM 多孔钛侧面和上表面光学显微照片

(a) 侧面；(b) 上表面。

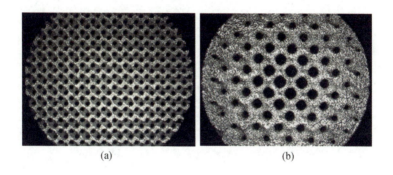

图 5-16　SLM 多孔钛样件

(a) G500 结构；(b) G 单元径向梯度多孔结构。

利用 DM 观测均质多孔钛样件的孔径和杆径，从微观尺度上比较设计特征与 SLM 成形特征的差别；均质孔隙结构模型的设计值与测量值如表 5-3 所示。

表 5-3　G 单元均质孔隙结构特征

	孔径/μm	杆径/μm	孔隙率/%
设计值	300	180	77.6
	500	290	76.8
测量值	225±6	264±10	69.9
	375±16	403±13	66.4

DM 测试结果显示，G 单元均质孔隙结构多孔钛实测孔径小于设计值，实测杆径尺寸大于设计值，实测孔隙率小于设计值。而且，设计的杆径越小，打印出的实际杆径与设计值之间的相对误差就越大。

图 5-17 所示为 EBM 多孔钛扫描电镜照片，其中图 5-17(a)为蜂窝结构，图 5-17(b)为立方体结构，图 5-17(c)为层叠结构，图 5-17(d)为钻石分子结构。

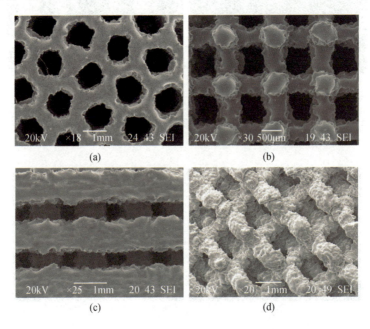

图 5-17　EBM 技术制造的多孔钛 SEM 照片

(a)蜂窝结构；(b)立方体结构；(c)层叠结构；(d)钻石分子结构。

由于技术本身的缺陷，EBM 和 SLM 两种技术制造的单元杆件轮廓都凹凸不平，并且两个试件的杆件表面都吸附着小金属颗粒，图 5-18 为钻石分子结构 EBM 多孔钛 SEM 照片，图 5-19 为钻石分子结构 SLM 多孔钛 SEM 照片，图 5-20 为 G 单元均质和梯度多孔钛 SEM 照片。

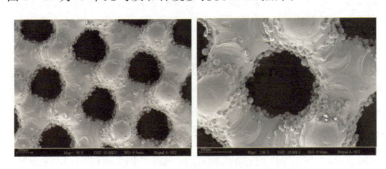

图 5-18　钻石分子结构 EBM 多孔钛 SEM 图

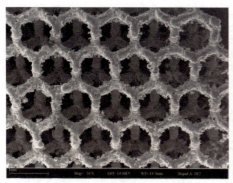
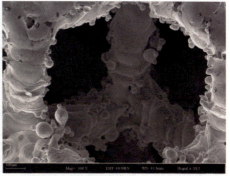

图 5-19　钻石分子结构 SLM 多孔钛 SEM 图

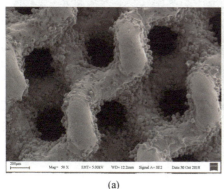
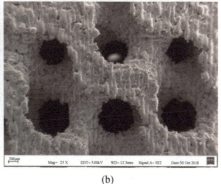

(a)　　　　　　　　　　　　　　(b)

图 5-20　多孔钛孔隙结构 SEM 图

(a)G500 结构；(b)梯度孔隙结构。

从以上 SEM 照片中可以看出，EBM 和 SLM 多孔钛的杆表面都呈现凹凸不平，有明显的台阶效应，且附着了大量局部熔融的粉体颗粒，这种粗糙的杆表面有利于骨组织附着，使得宿主骨与多孔钛形成牢固的结合。但是，在疲劳载荷的作用下，粉体颗粒会从多孔钛表面脱落，进入人体，可能会造成炎症反应，因此，有必要采用一些后处理方法，如喷丸、化学处理等，将这些局部熔融的粉体颗粒去除干净。

G 单元均质和梯度孔隙结构 SLM 多孔钽 SEM 照片为图 5-21(a)、(b)，可以看出，多孔钽孔壁表面同样十分粗糙，但未见局部熔融状态附着的微球颗粒，高倍(5000 倍)放大图(图 5-21(c))中可以看到少量杂质存在，EDS 图谱(图 5-21(d))显示，材料元素为钽(Ta)，可见极少量的氧元素。

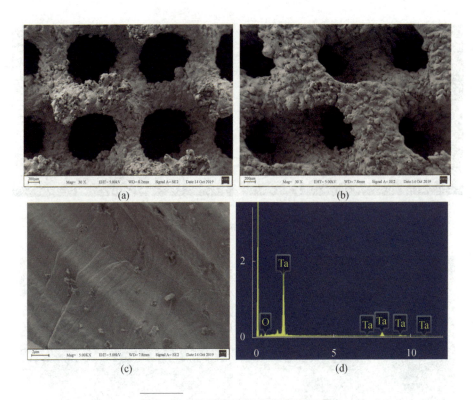

图 5-21 SLM 多孔钽 SEM 和 EDS 图

5.5.2 多孔钛孔隙结构 X 射线 CT 检测

多孔金属植入物在体内的服役性能与微结构的几何特征参数紧密相关，故通过 3D 打印技术或传统方法制造的多孔金属样件的几何参数表征至关重要。为此，参照标准 GB/T 36984—2018《外科植入物用多孔金属材料 X 射线 CT 检测方法》，基于 CT 扫描图像对多孔样件的孔隙率、孔径、杆径和连通性进行测量。

所需检测多孔钛样件和所用检测设备如图 5-22 所示，表 5-4 列举了检测设备基本信息和具体工艺参数，完成扫描后输出 Dicom 数据以开展相关数据分析。

1. 数据测试

测试数据包含：单张图像的孔隙率、所有图像的平均孔隙率、三维孔隙率、孔隙分布均匀性、孔径、孔径分布、杆径、连通性。

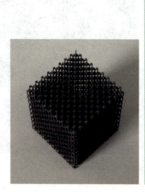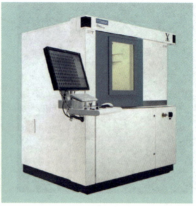

图 5-22　多孔钛样件和 CT 检测设备

表 5-4　多孔钛样件检测设备与工艺参数

检测设备	微米 X 射线三维成像系统
工艺参数	型号：Y. Cheetah（德国，YXLON） 扫描方式：锥形束螺旋式扫描 管电压：120kV 扫描时间：6s 扫描层厚：0.03mm 摆放方式：卧式

1）孔隙率

在软件 Mimics（版本 17.0）中设定材料的灰度阈值，提取实体材料并分别输出 $x/y/z$ 3 个方向所有图像的实体面积，通过游标卡尺多次测量立方样件的空间尺寸为 21.14mm×20.33mm×20.30mm，将软件输出每张图像实体面积除以外轮廓面积可得实体材料体积分数，根据实体材料体积分数与孔隙率之和为 1 可计算出每张图像的孔隙率。构建多孔样件三维模型可计算出三维孔隙率。

2）孔径

软件 Mimics 自带孔分析功能，但受多孔钛样件孔形特征复杂和内部存在的缺陷影响（图 5-23），采用孔分析功能难以成功输出计算结果。为此，选择其他方法对孔进行分析。

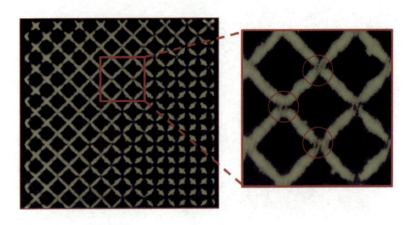

图 5-23　多孔钛样件扫描图像内部存在的缺陷

通过观察得知本次被测多孔金属样件孔形为菱形十二面体,采用国际标准 ASTM F1854 截线段方法评估规则孔形的孔径,因选取采集点位置的随机性容易导致计算结果变化范围较大,故使用内切圆法和等效圆面积法更为精确。

内切圆法采样点如图 5-24 所示,分别选择 3 个平面:xOy 平面、yOz 平面和 xOz 平面进行数据采集。例如,在 xOy 平面内,将该截面划分为 9 等份,再选择其中的 5 个区域,在每个区域内再分别选择 5 个样本点进行分析。每个区域的孔径均值为

$$E_j = \left(\sum_{i=1}^{5} d_i\right)/5 \tag{5-1}$$

式中:d_i 为内切圆孔径;E_j 为每个区域内的均值。

对于每个平面的孔径均值 D 计算公式为

$$D = \left(\sum_{j=1}^{5} E_j\right)/5 \tag{5-2}$$

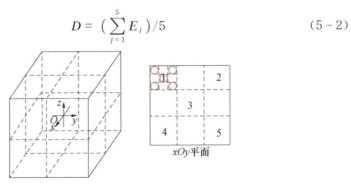

图 5-24　多孔钛样件孔径内切圆采样点位置分布

对于等效圆面积法，如图 5-25 所示通过将完整的孔隙边缘围成的面积等效为圆面积，继而获得等效孔径。

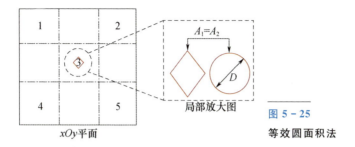

图 5-25　等效圆面积法

通过对多孔样件三维几何模型重构，将其划分为 27 等份，分别选择立方样件的 8 个顶点和体心共计 9 等份进行样本采集。即选择其中 1 份进行孔隙内切球拟合，如图 5-26 所示，最终将所有样本数据统计计算获得三维模型孔径均值与方差。

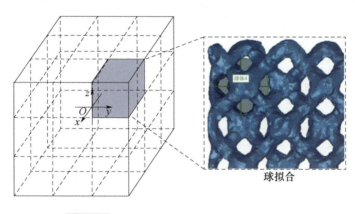

图 5-26　三维模型孔隙内切球拟合输出孔径

3）杆径

按照上述采样方式分别对多孔钛样件支柱直径进行测量，以获得杆径测量值。

2. 多孔钛样件孔隙特征检测结果

1）孔隙率

(1) 单张图像的孔隙率。如图 5-27 所示，分别给出了多孔金属试样沿 $x/$

y/z 3 个轴向方向所有图像中每张图像的孔隙率及孔隙率出现的频数。从中可知，3 个方向每张图像的孔隙率变化范围为：x 方向为 $0.67\sim0.78$；y 方向为 $0.68\sim0.80$；z 方向为 $0.68\sim0.82$。

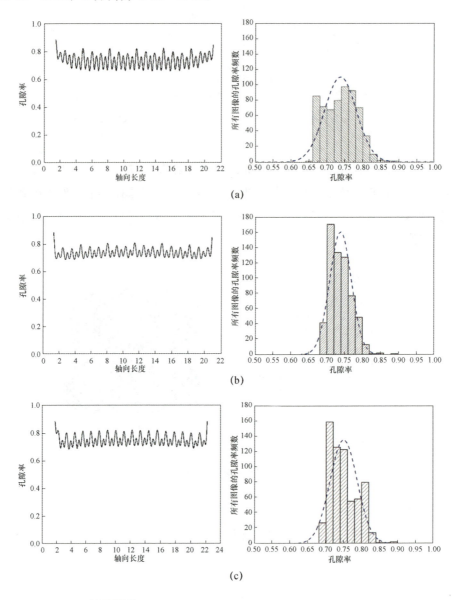

图 5-27　不同轴向方向所有图像孔隙率的分布和频数

(a) yOz 平面；(b) xOz 平面；(c) xOy 平面。

(2) 所有扫描图像平均孔隙率及孔隙分布均匀性。通过对上述不同截面的孔隙率进行统计分析，所有图像平均孔隙率参见表 5-5。

表 5-5 所有扫描图像平均孔隙率及标准偏差

扫描平面	平均孔隙率±标准偏差
yOz 平面	74.3% ± 5.7%
xOz 平面	74.5% ± 4.9%
xOy 平面	75.5% ± 5.2%

(3) 三维孔隙率。如图 5-28 所示，根据三维模型重建和计算，实体体积为 1524.5mm^3，则三维孔隙率为 80.94%。

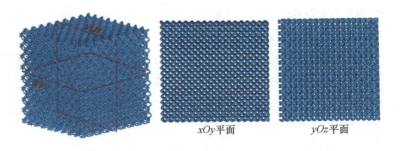

图 5-28 多孔金属样件三维模型及不同平面截图

2) 孔径

(1) 内切圆法。单张图像孔径：按照上述方法，分别对不同 CT 扫描图像的内切圆进行统计分析，结果如表 5-6 所示。

表 5-6 多孔金属样件各平面的内切圆孔径测量结果　（单位：mm）

平面	E_1	E_2	E_3	E_4	E_5
yOz 平面	1.324 ± 0.031	1.318 ± 0.041	1.276 ± 0.046	1.336 ± 0.030	1.236 ± 0.015
xOz 平面	1.270 ± 0.033	1.176 ± 0.034	1.280 ± 0.032	1.260 ± 0.025	1.280 ± 0.039
xOy 平面	1.184 ± 0.053	1.268 ± 0.029	1.194 ± 0.044	1.164 ± 0.041	1.214 ± 0.038

所有扫描图像孔径：通过对上述 3 个平面共计 75 个孔径进行数据统计分析，内切圆直径均值为 $1.253\text{mm} ± 0.064\text{mm}$。

(2) 等效圆面积法。按照上述方法，分别对不同 CT 扫描图像的孔隙面积进行统计分析，结果如表 5-7 所示。通过对上述 3 个平面 75 个孔隙轮廓面积数据统计可知,按等效圆面积法计算的孔径均值为 1.417mm ± 0.054mm。

表 5-7　多孔金属样件各平面的等效圆面积法计算孔径结果　(单位:mm)

平面	E_1	E_2	E_3	E_4	E_5
yOz 平面	1.479 ± 0.013	1.478 ± 0.009	1.483 ± 0.013	1.478 ± 0.024	1.483 ± 0.007
xOz 平面	1.405 ± 0.019	1.385 ± 0.041	1.433 ± 0.048	1.414 ± 0.025	1.392 ± 0.014
xOy 平面	1.379 ± 0.017	1.341 ± 0.025	1.359 ± 0.027	1.383 ± 0.034	1.366 ± 0.007

(3)三维模型内切球孔径。按照上述方法,多孔金属样件三维模型孔隙内切球孔径计算结果如表 5-8 所示。统计结果显示,三维模型内切球孔径均值为 1.534mm ± 0.038mm。

表 5-8　多孔金属样件三维模型孔隙内切球孔径计算结果　(单位:mm)

E_1	E_2	E_3	E_4	E_5
1.568	1.562	1.511	1.549	1.491
E_6	E_7	E_8	E_9	AVG±STD
1.522	1.574	1.563	1.468	1.534 ± 0.038

3)杆径

不同平面杆径的数据计算结果如表 5-9 所示,通过对上述 3 个平面 75 个杆径采集数据统计可知,杆径均值为 0.327mm ± 0.047mm。

表 5-9　多孔金属样件各平面的等效圆面积法计算杆径结果　(单位:mm)

平面	D_1	D_2	D_3	D_4	D_5
yOz 平面	0.297 ± 0.028	0.308 ± 0.022	0.292 ± 0.032	0.309 ± 0.069	0.321 ± 0.047
xOz 平面	0.331 ± 0.025	0.310 ± 0.033	0.303 ± 0.039	0.345 ± 0.064	0.340 ± 0.050
xOy 平面	0.371 ± 0.048	0.353 ± 0.042	0.340 ± 0.059	0.356 ± 0.054	0.334 ± 0.040

4)开孔率

通过对多孔样件三维模型观察,结果表明样件开孔率为 100%。

3. 多孔钛样件 XRD 分析

X 射线衍射分析(X-ray diffraction analysis,XRD)是将与原子间距相

近的单色 X 射线照射到样品上，观测 X 射线被物质散射后的强度在空间分布的仪器，固态物质绝大多数都是晶体，通过其衍射特征可探测物质结构，它依据世界公认的 7 万多种固态物质标准卡片对样品内所含元素之间的结合类型（化学式、名称、物相结构）进行鉴定，确定物质的存在形式（单质、固溶体、化合物、混合物）及其含量和结晶状态（结晶度、晶粒大小、晶体取向等），是与物质认识有关的所有学科对固体物质识别剖析、物相鉴定、结构与物相研究、反应机理和制备工艺探索的重要手段。

利用 X 射线衍射分析仪（日本理学 D/Max-3C）检测 EBM 多孔钛化学成分，分析原始 Ti-6Al-4V 粉体材料与所制造的多孔钛样件的成分是否在制造过程中发生改变。扫描范围 20°～80°，步长 0.02°，XRD 测试结果如图 5-29 所示。从测试结果可以看出，原材料 Ti-6Al-4V 粉体 XRD 图谱与 EBM 多孔钛 XRD 图谱一致，证明 EBM 制造过程没有改变原材料 Ti-6Al-4V 的材料特性。

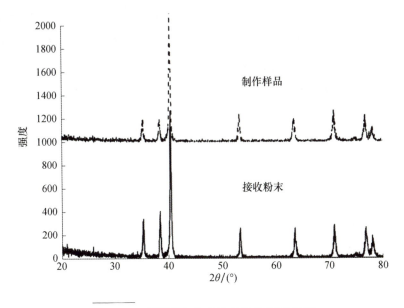

图 5-29　原始粉材与多孔钛样件 XRD 图谱

5.5.3　多孔钛静态力学性能测试

骨科植入物假体置换到人体后，所受力形式以压缩和弯曲为主，植入物的屈服强度和弹性模量是衡量植入物力学性能的重要指标。理想的骨科植入物应具备较高的屈服强度和与人体骨组织相匹配的弹性模量。采用 MTS 公司的 MTS-810 设备测试室温条件下 EBM 多孔钛和 SLM 多孔钛的力学性能，每组测试 3 个试件。

通过质量比的方法测试多孔钛支架的孔隙率，其中质量比的方式是 100% 减去多孔钛合金支架的质量与相同体积钛合金实体的质量的比值。

$$P = 100\% - \frac{w_i}{w_d} \quad (5-3)$$

式中：P 为所制备多孔钛样品的孔隙率；w_i 为所制备多孔钛的质量；w_d 为相同体积钛合金实体的质量。

Ti-6Al-4V 的密度为 4.42g/mm^3，计算获得 EBM 多孔钛和 SLM 多孔钛孔隙率。

1. 压缩试验测试

压缩试验加载速率设定为 0.5mm/min。图 5-30 所示为不同孔隙率 EBM 多孔钛应力-应变曲线。根据应力-应变曲线计算多孔钛合金支架的压缩屈服强度、弹性模量。在应力-应变曲线的初始部分（小应变阶段），作为合理的近似，许多材料都服从胡克定律。于是应力与应变成正比，比例常数即弹

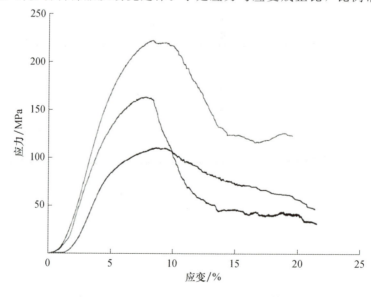

图 5-30　压缩试验应力-应变曲线图

性模量,记作 E。屈服应力是试样产生塑性变形所需的应力。因为往往很难精确确定开始产生塑性变形时的应力值,故通常取产生特定量的永久应变(通常 0.2%)时的应力为屈服应力。多孔钛合金支架的最大抗压强度 σ_{max} 由下式计算:

$$\sigma_{max} = \frac{P_{max}}{A_0} \quad (5-4)$$

式中:P_{max} 为最大载荷;A_0 为试件的原始截面面积。

各种不同孔隙率的 EBM 多孔钛支架力学性能见表 5-10。

表 5-10 EBM 多孔钛支架力学性能

类型	抗压强度/MPa	屈服强度/MPa	弹性模量/GPa
孔隙率 66%	110.4	89.7	2.72
孔隙率 60%	163.6	138.1	3.47
孔隙率 55%	222.6	194.6	4.25
人体皮质骨	193～205	104～121	10～30

G 单元均质孔隙结构和梯度孔隙结构 SLM 多孔钛的应力-应变曲线如图 5-31 所示。曲线基本可分为三段:线弹性变形段、屈服平台段和致密化段。①在线弹性变形段,压缩应力和应变基本按照线性关系快速增加,呈直线快速上升;②在屈服平台段,主要发生塑性变形,应变增大,应力变化幅度较小,多孔钛样件逐步发生破坏;③在致密化段,随着应变的增加,应力不断增大,直至多孔钛试样被压实或者压溃。其中,G300 多孔钛样件在达到最大抗压强度后,随着应变增加,应力出现较小幅度降低,屈服平台段的应力波动

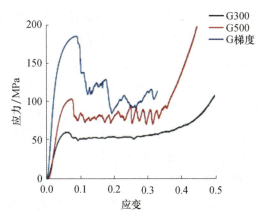

图 5-31
SLM 多孔钛应力-应变曲线

很小。G500 多孔钛样件在应力达到最大值后，随着应变增加，应力呈现较大幅度降低，屈服平台段的应力波动较 G300 大。G 梯度多孔钛样件在应力达到最大值后，随着应变增加，应力出现大幅度下降，屈服平台段的应力波动剧烈。

G300 多孔钛样件的实测孔隙率为 69.9%，其弹性模量和最大抗压强度分别为 2.04GPa 和 63.5MPa。G500 多孔钛样件的实测孔隙率为 66.4%，其弹性模量和最大抗压强度分别为 3.12GPa 和 103.5MPa。G 单元仿生梯度孔隙结构多孔钛的实测孔隙率为 61.3%，其弹性模量和最大抗压强度分别为 6.3GPa 和 186.9MPa。G 单元均质和梯度孔隙结构多孔钛的弹性模量与人体骨组织相近，具有良好的力学适配性，能有效降低应力遮挡效应。但 G300 和 G500 多孔钛的最大抗压强度均低于人体皮质骨的最大抗压强度，因此，不适合用于承重部位骨缺损的修复。梯度孔隙结构多孔钛的弹性模量和最大抗压强度与人体皮质骨（弹性模量：10～20GPa；最大抗压强度：130～190MPa）十分相近，因此，更适合用于承重部位大段骨缺损的修复替代。G 单元梯度孔隙结构多孔钛的力学性能优于 G300 和 G500，其主要原因是 G 单元梯度孔隙结构的孔隙率低于 G300 和 G500，孔隙率是影响多孔钛力学性能最主要的孔隙特征参数，孔隙率高则力学性能低。此外，单元类型、空间走向、孔径分布等特征参数对力学性能都有不同程度的影响，相同孔隙率条件下，单元类型不同则力学性能不同；单元类型相同，空间走向不同则力学性能不同；孔径分布不同力学性能也会发生改变，G 单元梯度孔隙结构多孔钛力学性能优于均质孔隙结构 G300 和 G500 是孔径分布发生改变所致。G 单元梯度孔隙结构多孔钛的杆径、孔径、孔隙率由中心向外径呈现梯度变化，杆径逐渐增大，孔径逐渐减小，孔隙率逐渐降低。外部载荷基本由低孔隙率、大尺寸杆径区域承担，孔隙率的降低和杆径的增大会使孔隙结构的承载能力显著提升。因此，G 单元梯度孔隙结构多孔钛力学性能优于均质孔隙结构。

图 5-32 所示为 G 单元均质和梯度孔隙结构多孔钛压缩过程中的变形行为。从图中可以看出，G 单元均质孔隙结构多孔钛在压缩过程中，首先样件的中部出现破坏，然后从上下两端向中间部位逐层被压实，直到被压成致密样件。G 单元梯度孔隙结构多孔钛在压缩过程中，出现了近 45°方向的剪切破坏，样件在被继续压缩过程中逐步被压溃，出现多个碎片。

多孔钛压缩破坏后的断裂面有三种典型的断面特征：一是断面平整且相对光滑，无明显塑形变形，有河流状花纹，说明该断面的断裂形式为脆性断

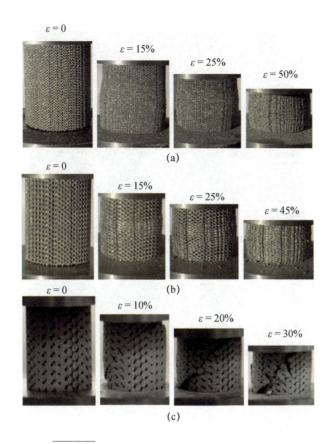

图 5-32　SLM 多孔钛样件压缩过程变形行为

(a)G300；(b)G500；(c)梯度孔隙结构。

裂；二是断面粗糙，布满高密度沿晶界的小韧窝，是沿晶断面的特征，也属于脆性断裂，如图 5-33 所示；三是断裂面表面粗糙，布满浅的拉长韧窝，断口属于韧性断裂，如图 5-34 所示。

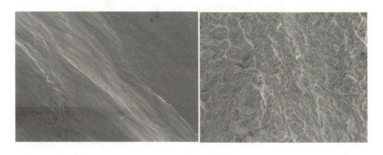

图 5-33　脆性断裂截面特征

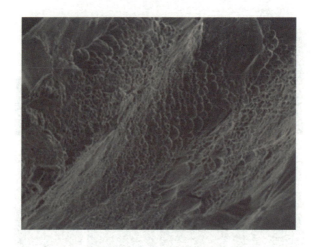

图 5-34 韧性断裂截面特征

断面分析说明,多孔支架中杆件的断裂形式复杂,既有脆性断裂又有韧性断裂。脆性断裂是支架未经明显的变形而发生的断裂,需要避免。脆性断裂可能由材料内部的宏观缺陷、内应力、结构的应力集中等引起。因此,为提升多孔支架的力学性能,还需对 SLM 工艺的打印参数、后处理工艺以及多孔机构的优化等方面进行进一步研究。

2. 三点弯曲试验

用于三点弯曲试验的多孔钛样件为长方体,其长 L 为 40mm,宽 b 为 10mm,高 h 为 8.2mm,孔隙结构与圆柱体试件相同,试验设定跨距 d 为 28mm。三点弯曲试验模型如图 5-35 所示。

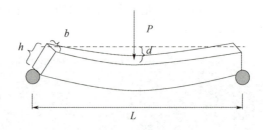

图 5-35 三点弯曲试验模型

试件的弯曲强度及弹性模量为

$$\sigma_{\max} = \frac{3PL}{2bh^2} \tag{5-5}$$

$$E = \frac{PL^3}{48Id} \tag{5-6}$$

式中：P 为最大载荷；L 为跨距；b 为试件的宽度；h 为试件的高度。式中，I 是惯性矩，由图 5-35 可知

$$I = \frac{bh^3}{12} \tag{5-7}$$

多孔钛合金植入物三点弯曲试验测试结果见表 5-11，其载荷-位移曲线如图 5-36 所示。从测试结果可以看出，植入物的弹性模量均低于人体皮质骨，能够很好地降低应力屏蔽带来的不利影响。孔隙率为 60% 的多孔钛合金植入物最大弯曲强度与人体皮质骨相比，略显偏低；孔隙率为 55% 的多孔钛合金植入物与人体皮质骨的最大弯曲强度匹配较好，但仍然有待于进一步提高，理想的骨科内植入物弯曲强度应高于人体皮质骨，且弹性模量与人体骨组织相匹配。因此，多孔钛合金植入物的孔隙结构优化是非常必要的。

表 5-11　多孔钛合金植入物三点弯曲试验测试结果

类型	弯曲强度/MPa	弹性模量/GPa
孔隙率 60%	119.5	3.83
孔隙率 55%	150.5	4.27
人体皮质骨	115~209	10.4~19.3

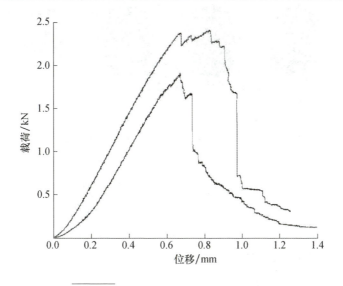

图 5-36　三点弯曲试验载荷-位移曲线

5.5.4 多孔钛疲劳力学性能测试

在临床应用中,植入物的疲劳性能也非常重要,植入物的疲劳性能是决定植入物寿命的重要参数。本节尝试在多孔钛支架内部加入实体支撑杆件,以增强支架的疲劳性能。

采用SLM技术,制备 $\phi 10\text{mm} \times 13\text{mm}$ 圆柱体多孔钛样件作为疲劳力学测试样件(4种规格如表5-12所示),在疲劳试验之前为确定应力先做了静态力学测试,结果见表5-12。其中,分别采用0.4-0.8-0.5和0.2-0.5-0.5两种多孔结构尺寸,同时在0.2-0.5-0.5试样中加了1mm和1.5mm两种尺寸的支撑结构,试样实物如图5-37所示。

表5-12 SLM多孔钛支架疲劳试验样件规格

试样	规格	支撑杆径/mm	孔隙率/%	抗压强度/MPa	弹性模量/GPa
1	0.4-0.8-0.5	0	68.4	114.8	3.3
2	0.2-0.5-0.5	0	81.8	41.4	1.9
3	0.2-0.5-0.5	1	78.3	103.3	3.4
4	0.2-0.5-0.5	1.5	74.3	188.5	5.3

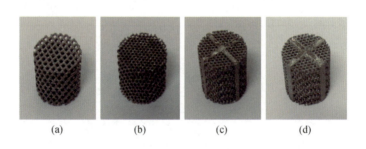

图5-37 多孔钛支架疲劳试验试样实物图
(a)试样1;(b)试样2;(c)试样3;(d)试样4。

试验采用Instron E10000电子疲劳试验机,试样装配后的试验装置如图5-38所示。对试样进行动态正压疲劳试验测试,设置测试参数:载荷波形为正弦波形,载荷比为0.1,试验频率为5Hz(即载荷在0.9~1.1s之间以5Hz的频率正弦波动),试验载荷循环次数为300万次,试块材料为聚缩醛块,测试环境为常温常压。

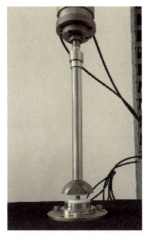
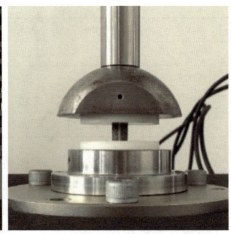

图 5 - 38 多孔圆柱动态正压疲劳试验

试验结果如表 5 - 13 所示，其中 σ/σ_b 为试验载荷强度与抗压强度的比值，试样 4 的某一个样件在做 1500N 载荷疲劳试验时，由于支撑杆件断裂导致试验数据无效，其原因可能是由技术本身导致的。

表 5 - 13 多孔钛支架动态疲劳试验结果

样件	载荷/N	应力/MPa	σ/σ_b	循环次数/次	结果
1	2200	28.03	0.244	85560	失效
	1800	22.93	0.200	269287	失效
	1400	17.83	0.155	549662	失效
	1000	12.74	0.111	3000000	未失效
2	1600	20.38	0.492	13767	失效
	800	10.19	0.246	165541	失效
	650	8.28	0.200	452592	失效
	580	7.39	0.178	3000000	未失效
3	2000	25.48	0.247	183343	失效
	1600	20.38	0.197	141618	失效
	1200	15.29	0.148	733229	失效
	800	10.19	0.099	1265887	失效
	400	5.10	0.049	3000000	未失效

（续）

样件	载荷/N	应力/MPa	σ/σ_b	循环次数/次	结果
4	3000	38.22	0.203	273982	失效
	2000	25.48	0.135	1709568	失效
	1500	19.11	0.101	3000000	失效（支撑断裂）
	1000	12.74	0.068	3000000	未失效

将试验结果中应力 σ 作为纵坐标，循环次数作为横坐标，作图可得图 5-39(a)，图中箭头表示该数据点为未失效的试验点。将 σ/σ_b 作为纵坐标，循环次数作为横坐标，如图 5-39(b)所示，同样黑色箭头表示该数据点为未失效的试验点。发现 4 种试样的数据点互相之间较为接近，可拟合出一条曲线 σ/σ_b-N 曲线。采用的公式为

$$\frac{\sigma}{\sigma_b} = C \cdot N^{-m} \quad (5-8)$$

式中：σ 为试验应力；σ_b 为抗压强度；N 为循环次数；C 和 m 是与材料性质、试样形式、应力比和加载方式等相关的参数。拟合系数 $R^2 = 0.895$，拟合效果较好。

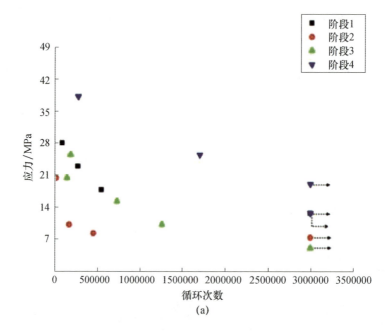

(a)

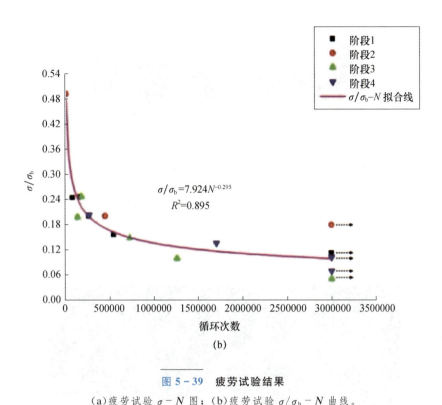

图 5-39 疲劳试验结果

(a)疲劳试验 σ-N 图;(b)疲劳试验 σ/σ_b-N 曲线。

5.5.5 SLM 多孔钛与 EBM 多孔钛性能比较

为了进一步比较 EBM 和 SLM 两种增材制造技术在制作多孔钛支架方面的差异,选择参数化设计的钻石分子结构孔隙模型为研究对象,分别利用 EBM 和 SLM 两种技术制造钻石分子结构多孔钛支架,如图 5-40 所示。其中图 5-40(a)为用 SLM 技术制造的杆件宽度分别为 0.2mm、0.4mm、0.6mm 的试件;图 5-40(b)为用 EBM 技术制造的杆件宽度分别为 0.2mm、0.4mm、0.6mm 的试件。从图 5-40(b)中可以看出用 EBM 制造的宽度为 0.2mm 的样件,几乎没有形成孔洞。可以初步判断,用 SLM 技术制造的多孔钛支架孔隙特征更为精细,与设计特征更为接近。

利用 KEYENCE 公司的 VHX-500F 光学显微镜观察样件 4-8-8 顶面,得到如图 5-41 所示的钻石分子多孔钛支架光学显微照片,其中图 5-41(a)采用 SLM 技术,图 5-41(b)采用了 EBM 技术。利用 Zeiss 公司的 Ultra

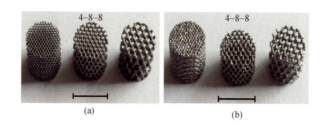

图 5 - 40　用 SLM 和 EBM 技术制造的钻石分子结构多孔钛支架(标尺＝10mm)
(a)SLM 样件；(b)EBM 样件。

Plus 场发射扫描电子显微镜观察试件 4－8－8 顶面，得到如图 5－42 所示的钻石分子多孔钛支架 SEM 照片，其中图 5－42(a)采用了 SLM 技术，图 5－42(b)采用了 EBM 技术。

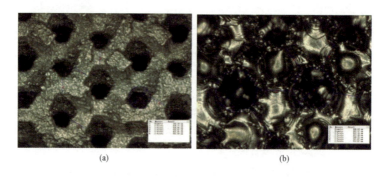

图 5 - 41　钻石分子结构多孔钛支架光学显微照片
(a)SLM 试件；(b)EBM 试件。

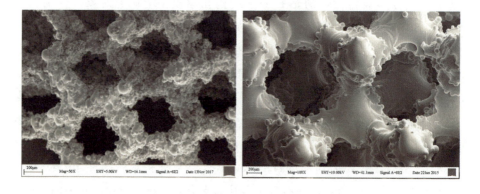

图 5 - 42　钻石分子结构多孔钛支架 SEM 照片
(a)SLM 试件；(b)EBM 试件。

在光学显微镜下对多孔钛支架的杆件宽度进行测量,取对应设计尺寸的支架上随机分布的 10 个杆件实测宽度作为平行数据,取其平均值作为测量值,以测量值与设计值之间的相对误差作为两种工艺的对比。如表 5-14 所示,用 SLM 技术制造的杆件测量值均比设计值大,这是因为 SLM 技术存在加工误差,相对误差为 20.9%~35.8%。用 EBM 技术制造杆件宽度为 0.2mm 和 0.4mm 的支架,在制造前进行略微放大,以便于探头的扫描和粉末的熔化,结果宽度为 0.2mm 的支架制造失败,宽度为 0.4mm 的支架杆件测量值比设计值大,相对误差为 46.8%。用 EBM 技术制造杆件宽度为 0.6mm 和 0.8mm 的支架,杆件的测量值比设计值小,相对误差分别为 -2.7% 和 -9.1%。可以看出,SLM 技术的相对误差较窄,在实际的制造中可以改变加工参数使得误差进一步减小,而 EBM 技术的相对误差范围较大,制造出来的杆件宽度实测值不稳定,可认为 SLM 技术比 EBM 技术精度高。

表 5-14 多孔钛杆件尺寸测量

杆件宽度设计值/μm	SLM 技术测量值/μm	相对误差/%	EBM 技术测量值/μm	相对误差/%
200	255±12	27.5	—	—
400	543±40	35.8	587±33	46.8
600	746±54	24.3	584±56	-2.7
800	967±39	20.9	727±57	-9.1

为了进一步对比相同结构的 EBM 多孔钛和 SLM 多孔钛的力学性能,选择了 3 种孔隙钻石分子结构模型进行打印和静态力学测试,测试使用 MTS 公司的万能材料试验机。压缩试验机上得到的数据包括压力和位移两个参数,用其中的位移参数与支架高度的比值作为支架的应变,用其中的压力参数与圆柱支架横截面积的比值作为支架受到的应力,绘制出支架的应力-应变曲线,如图 5-43 所示。图中实线为 SLM 技术,虚线为 EBM 技术。

取曲线的最高点得到抗压强度,拟合曲线的线性阶段斜率得到弹性模量。所有尺寸的多孔钛支架压力测试结果和实测孔隙率计算结果如表 5-15、表 5-16 所示。其中支架的实际孔隙率与设计孔隙率不等,故通过质量比的方式来计算实测孔隙率,公式为

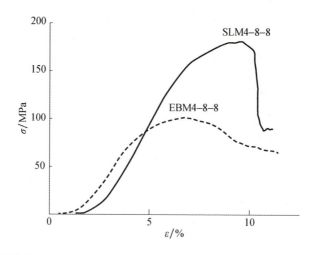

图 5-43 钻石分子结构 EBM 多孔钛和 SLM 多孔钛应力-应变曲线

$$P_{实测} = \frac{W_1 - W_2}{W_1} \times 100\% \qquad (5-9)$$

式中：$P_{实测}$ 为支架实测孔隙率；W_1 为与支架相同体积钛合金实体的质量；W_2 为支架质量。

表 5-15、表 5-16 中实测孔隙率、抗压强度和弹性模量均为 3 个平行样品支架的数据平均值。由于用 EBM 技术加工不出杆件宽度为 0.2mm 的样件，并且在杆件宽度为 0.6mm 和 0.8mm 时出现杆件粗细测量值小于设计值的情况，因此在表 5-16 中样件 2-5-4 的实测孔隙率远小于设计孔隙率，样件 6-12-8 和样件 8-16-16 的实测孔隙率大于设计孔隙率。

表 5-15 SLM 多孔钛样件

试件名称	设计孔隙率/%	实测孔隙率/%	抗压强度/MPa	弹性模量/GPa
2-5-4	80.3	63.3±1	158.1±6	2.9±0.53
4-8-8	73.3	67.9±0.4	180±0.5	4.23±0.37
4-9-6	74.4	67.5±0.9	161.6±7.5	3.12±0.49
4-10-10	81.5	76.4±0.1	99.7±7	2.43±0.52
6-12-12	73.4	69.9±0.2	157.3±2.8	4.22±0.72
6-12-8	68.8	65.8±1.1	192.6±9.5	3.32±0.15
8-16-16	74.4	72.8±1.2	130.5±0.4	2.5±0.06

表 5-16 EBM 多孔钛样件

试件名称	设计孔隙率/%	实测孔隙率/%	抗压强度/MPa	弹性模量/GPa
2-5-4	80.3	37.3±0.9	—	—
4-8-8	73.3	64.9±5.3	96.9±3.5	2.83±0.07
4-9-6	74.4	70.7±0.2	84.3±13	2.21±0.16
4-10-10	81.5	78.3±0.1	39.5±3.5	1.44±0.1
6-12-12	73.4	68.3±0.4	55.3±7.2	1.77±0.31
6-12-8	68.8	77.7±2.9	57.2±1.4	2.01±0.03
8-16-16	74.4	83.8±0.2	66.5±16.5	2.46±0.49

通过对比可以发现，用 EBM 和 SLM 两种技术制造的同一种孔隙结构多孔钛样件，相同孔隙率条件下 SLM 多孔钛的抗压强度高于 EBM 多孔钛。用 SLM 技术制造的支架在超过抗压强度后会出现强度的骤降，而用 EBM 技术制造的支架在超过抗压强度后，强度会平稳减小，这是由于 EBM 技术制造过程中存在高温处理去除残余应力，SLM 技术采用的是快速冷却，试件的残余应力比较大。

5.6 仿生梯度多孔钛力学性能分析

骨骼作为一种天然的梯度多孔材料，具有内部孔隙率高、外部孔隙率低的特点，其梯度孔隙分布有助于提高机械强度，同时最小化质量。根据自然骨骼的孔隙分布，设计制造了 4 种仿生梯度多孔钛，CAD 模型和 SLM 多孔钛样件如图 5-44 所示。仿松质骨区域的孔隙率为 85%，过渡层孔隙率为 65%，仿皮质骨区域的孔隙率为 45%。为进一步提升多孔钛力学性能，在多孔结构中加入了实体的支撑结构（图 5-41 中黑色部分）。

对比可以看出，多孔钛样件外形结构与 CAD 设计模型一致。仿生梯度多孔钛样件的孔径、杆径、各层孔隙率以及整体孔隙率的测量结果见表 5-17。

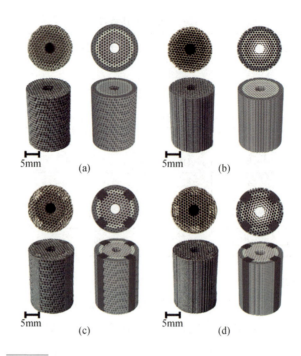

图 5-44 仿生梯度孔隙结构 CAD 模型和 SLM 多孔钛样件
(a)支架 D；(b)支架 H；(c)支架 DS；(d)支架 HS。

表 5-17 仿生梯度多孔钛孔隙结构测量结果

样件		杆径/μm		孔径/μm		孔隙率/%		
		CAD	OM	CAD	OM	CAD	结果	Micro CT
里层	DU200	200	181.6±3.6	600	625.1±9.3	85.36	—	88.07
	HU200	200	182.0±7.7	600	626.2±3.2	84.51	—	86.90
中层	DU300	300	283.1±9.7	500	523.9±1.6	63.60	—	65.69
	HU300	300	285.5±4.7	500	519.8±9.5	64.27	—	66.36
表层	DU400	400	389.4±1.3	400	417.8±7.3	43.82	—	44.42
	HU400	400	393.7±8.4	400	419.4±8.8	44.33	—	45.84
FGM 支架	D	—	—	—	—	65.00	67.18±1.53	66.82
	H	—	—	—	—	65.00	67.97±1.37	67.05
	DS	—	—	—	—	50.00	53.24±1.14	51.37
	HS	—	—	—	—	50.00	54.01±0.89	52.67

利用显微 CT 扫描仿生梯度多孔钛样件，并进行三维重建，将重建模型与原始 CAD 模型进行对比，如图 5-45 所示可以看出，仿生梯度多孔钛样件孔隙率略大于设计值，最大的制造偏差约为 0.1mm，在样件边缘位置，表明 SLM 仿生梯度多孔钛具有良好的制造精度。

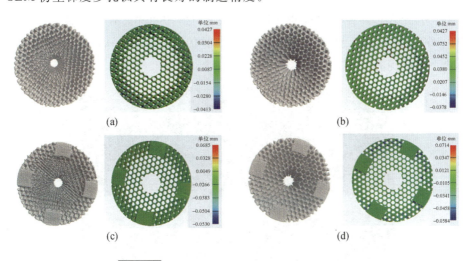

图 5-45　仿生梯度多孔钛显微 CT 三维重建图
（a）支架 D；（b）支架 H；（c）支架 DS；（d）支架 HS。

利用 SEM 观测仿生梯度多孔钛孔隙结构，如图 5-46 所示。图中箭头所指方向为孔隙梯度变化方向，多孔钛样件由外围向中心的孔隙率和孔径逐渐

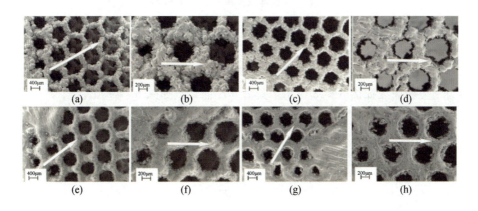

图 5-46　仿生梯度多孔钛孔隙结构 SEM 图
（a）支架 D（×25 倍）；（b）支架 D（×50 倍）；（c）支架 H（×25 倍）；（d）支架 H（×50 倍）；
（e）支架 DS（×25 倍）；（f）支架 DS（×50 倍）；（g）支架 HS（×25 倍）；（h）支架 HS（×50 倍）。

增大，与人体自然骨骼的皮质骨和松质骨分布一致。图 5-47 所示为孔隙过渡部位杆件的尺寸变化图，可以看出在过渡部位杆件尺寸实现了平滑的连续过渡，并无尺寸突变。仿生梯度多孔钛的孔隙结构分布与人体长骨干孔隙结构分布一致，外层模拟皮质骨，孔隙率低、孔径小；内层模拟松质骨，孔隙率高、孔径大。总体孔隙尺寸变化范围为 200～600 μm。有研究表明，孔径 200～600 μm 有利于新骨的长入，因此，这种仿生梯度多孔钛在孔隙结构方面具有一定的优势。

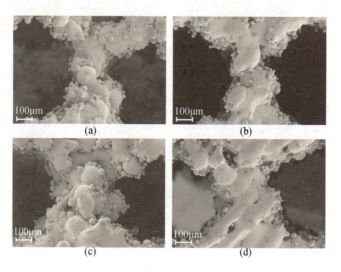

图 5-47　过渡部位连接杆的变化 SEM 图

(a)孔隙尺寸由 500 μm 向 600 μm 过渡；(b)孔隙尺寸由 400 μm 向 500 μm 过渡；
(c)孔隙尺寸由 300 μm 向 400 μm 过渡；(d)孔隙尺寸由 200 μm 向 300 μm 过渡。

通过压缩试验检测仿生梯度多孔钛力学性能。各类型梯度多孔钛样件的应力-应变曲线如图 5-48 所示，其力学性能参数如图 5-49 所示。

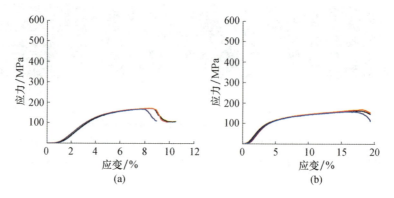

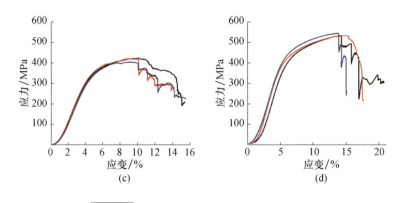

图 5-48　仿生梯度多孔钛应力-应变曲线图
(a)支架 D；(b)支架 H；(c)支架 DS；(d)支架 HS。

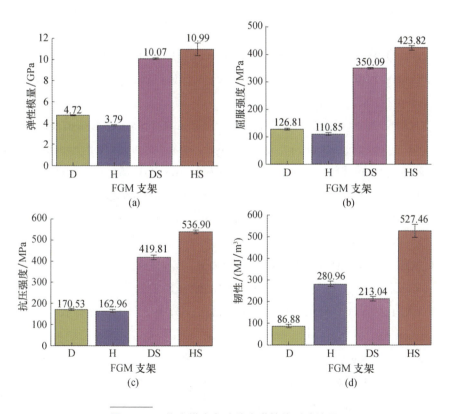

图 5-49　仿生梯度多孔钛力学性能测试结果

从图 5-48、图 5-49 中可以看出，4 种仿生梯度多孔钛的弹性模量(3.79～10.99GPa)均在人体皮质骨的弹性模型(10～30GPa)范围内。人体皮质骨的屈服强度在 33～193MPa 范围内，从图中可以看出，非增强型仿生梯度多孔钛的机械强度与人体皮质骨相近，增强型仿生梯度多孔钛机械强度是人体皮质骨的 2 倍以上。

参考文献

［1］ WANG X，XU S，ZHOU S，et al. Topological design and additive manufacturing of porous metals for bone scaffolds and orthopaedic implants：A review［J］. Biomaterials,2016,83:127－141.

［2］ LI X，MA X Y，FENG Y F，et al. Osseointegration of chitosan coated porous titanium alloy implant by reactive oxygen species-mediated activation of the PI3K/AKT pathway under diabetic conditions［J］. Biomaterials,2015,36:44－54.

［3］ POBLOTH A M，CHECA S，RAZI H，et al. Mechanobiologically optimized 3D titanium-mesh scaffolds enhance bone regeneration in critical segmental defects in sheep［J］. Sci. Transl,2018,10s.

［4］ ZHANG X Y，FANG G，LEEFLANG S，et al. Topological design，permeability and mechanical behavior of additively manufactured functionally graded porous metallic biomaterials［J］. Acta Biomater,2019,84:437－452.

［5］ LI X，WANG C，ZHANG W，et al. Fabrication and compressive properties of Ti－6Al－4V implant with honeycomb-like structure for biomedical applications［J］. Rapid Prototyp. J,2010,16:44－49.

［6］ BOSE S，KE D，SAHASRABUDHE H，et al. Additive manufacturing of biomaterials［J］. Prog. Mater. Sci,2018,93:45－111.

［7］ YÁNEZ A，CUADRADO A，MARTEL O，et al. Gyroid porous titanium structures：A versatile solution to be used as scaffolds in bone defect reconstruction［J］. Mater. 2018,140：21－29.

［8］ MONTAZERIAN H，DAVOODI E，ASADI-EYDIVAND M，et al. Porous scaffold internal architecture design based on minimal surfaces：A compromise between permeability and elastic properties［J］. Mater.2017,126:98－114.

［9］ LI X，MA X Y，FENG Y F，et al. A novel composite scaffold consisted of porous titanium and chitosan sponge for load-bearing applications：Fabrication， characterization and cellular activity[J]. Compos. Sci. Technol., 2015,117: 78-84.

[10] PANESAR A, ABDI M, HICKMAN D, et al. Strategies for functionally graded lattice structures derived using topology optimisation for Additive Manufacturing[J]. Addit. Manuf., 2018,19:81-94.

[11] TAN X P,TAN Y J,CHOW C S L,et al. Metallic powder-bed based 3D printing of cellular scaffolds for orthopaedic implants: A state-of-the-art review on manufacturing, topological design, mechanical properties and biocompatibility[J]. Mater. Sci. Eng. C.,2017,76:1328-1343.

[12] 冯辰栋,夏宇,李祥,等. 3D打印多孔钛支架微观孔隙结构和力学性能[J]. 医用生物力学,2017,3.

[13] LI X,WANG C,ZHANG W,et al. Fabrication and characterization of porous Ti-6Al-4V parts for biomedical applications using electron beam melting process[J]. Mater. Lett., 2009,63:403-405.

[14] HOOREWEDER B V, APERS Y, LIETAERT K, et al. Improving the fatigue performance of porous metallic biomaterials produced by Selective Laser Melting[J]. Acta Biomater, 2017,47:193-202.

[15] 王春晓,李祥,罗云. 多孔钛合金支架结构设计及其抗压强度分析[J]. 上海交通大学学报,2:165-168.

[16] LIU S,SHIN Y C, Additive manufacturing of Ti-6Al-4V alloy: A review [J]. Mater.2019,164,107552.

[17] LI X, WANG C, ZHANG W, et al. Fabrication and characterization of porous Ti-6Al-4V parts for biomedical applications using electron beam melting process[J]. Mater,2009,63:403-405.

[18] SING S L, WIRIA F W, YEONG W Y. Selective laser melting of titanium alloy with 50 wt% tantalum: Effect of laser process parameters on part quality,Int. J. Refract. Met. Hard Mater., 2018,77:120-127.

[19] ZHAO S, LI S J, WANG S G, et al. Compressive and fatigue behavior of functionally graded Ti-6Al-4V meshes fabricated by electron beam melting [J]. Acta Mater,2018,150:1-15.

[20] 李祥,冯辰栋,王林,等. 3D打印多孔钛/壳聚糖/羟基磷灰石复合支架的制备与体外生物相容性研究[J]. 中华创伤骨科杂志,2016,1:6-10.

[21] ZHAO D,HUANG AO Y,et al. Effect of pore geometry on the fatigue properties and cell affinity of porous titanium scaffolds fabricated by selective laser melting[J]. Mech. Behav. Biomed. Mater.,2018,88:478-487.

[22] LI X,FENG Y F,WANG C T,et al. (2012) Evaluation of Biological Properties of Electron Beam Melted Ti-6Al-4V Implant with Biomimetic Coating In Vitro and In Vivo. PLoS ONE 7(12):e52049. https://doi.org/10.1371/journal.pone.0052049.

[23] CRUPI V,KARA E,EPASTO G,et al. Static behavior of lattice structures produced via direct metal laser sintering technology[J]. Mater.,2017,135:246-256.

[24] GUO Y,XIE K,JIANG W,et al. In Vitro and in Vivo Study of 3D-Printed Porous Tantalum Scaffolds for Repairing Bone Defects[J]. ACS Biomater,2019,5:1123-1133.

[25] 李祥,于晓明,王成焘,等. 钽涂层多孔钛合金支架的制备与表征[J]. 稀有金属材料与工程,2012,41(11):2049-2053.

第 6 章
多孔钛生物学性能改善与评价

6.1 多孔钛表面改性

生物活性的定义：植入物的材料能够和周围的生物组织形成键合。钛合金与人体骨骼之间虽有良好的生物相容性，但是钛是一种生物惰性的金属材料，缺乏足够的生物活性，植入人体后一般难以与周围的人体骨组织形成真正的骨结合，所以需要对钛合金假体进行表面活化改性，才能够提高钛及其合金与骨结合的能力。表面改性的方法大致可分为表面粗化和表面涂层两类。

表面粗化是指通过去除材料的方式在钛及其合金表面形成纳米级粗糙表面，有喷砂等物理方法，也有化学腐蚀等化学方法。纳米级粗糙表面可以增加钛及其合金的表面积，使细胞在钛及其合金表面有更多地方附着，这样有利于成骨细胞的生长，提高了骨结合力。喷砂是将研磨材料经过喷砂机喷射到材料表面，使材料表面产生凹点，以此粗化表面。化学腐蚀是用酸或碱，腐蚀钛及其合金的表面。酸蚀处理作为改进钛合金表面生物活性的有效方法，已经成为研究的热点。一般钛合金的酸处理的过程是将钛合金浸入一定浓度的酸液中，沉积类骨磷灰石。这个方法的原理是酸液中的 H^+ 会酸蚀钛合金表面的氧化膜，并在其表面形成 Ti—X 离子键，这个离子键在水中具有一定的溶解度，溶解度越大，酸蚀效果就越好。酸蚀后的表面具有更高的表面自由能，更有利于生物活性涂层的沉积。

碱热处理是目前制备多孔钛表明微纳米结构形态较为常用的方法之一。这种方法是钛合金表面生物活化的过程，在一定的温度条件下将钛合金浸泡在氢氧化钠溶液中，或者直接经钙化处理后在模拟体液中沉积活性涂层。经过碱热处理后的钛合金种植体植入生物体内，可以诱导类骨磷灰石的沉积，促进植入物与宿主的骨组织结合，提高与骨结合能力，有利于细胞的黏附。

在—OH的作用下，钛的氧化物部分溶液反应如下：

$$TiO_2 + NaOH \Longrightarrow HTiO_3^- + Na^+ \tag{6-1}$$

同时，—OH与钛元素也能发生水合反应：

$$Ti + NaOH \Longrightarrow Ti(OH)_3^+ + Na^+ + 4e^- \tag{6-2}$$

$$Ti + (OH)_3^+ \Longrightarrow TiO_2 \cdot HO_2 + 1/2H_2 \tag{6-3}$$

$$Ti(OH)_3^+ + OH^- \Longrightarrow Ti(OH)_4 \tag{6-4}$$

$TiO_2 \cdot HO_2^+$ 与—OH进一步反应生成钛酸盐。钛酸盐在模拟体液中会和—OH交换形成Ti—OH基团，该基团可以诱导羟基磷灰石（HA）结晶并生长，形成类骨磷灰石，含量由外向里呈梯度变化，因此其结合强度较高。

阳极氧化是一种电化学反应过程。电化学反应通过电解质溶液或者熔融电解质中离子的定向运动而导电，同时电极与溶液界面发生相应的化学变化。阳极氧化法的阳极为金属或者合金物，在电解质中利用电化学反应将阳极表面的金属发生氧化反应。

表面微纳结构的形成过程中的主要反应和阳极氧化法制备表面膜反应一致。钛合金表面首先被氧化出二氧化钛，然后在强电场的驱动和O^{2-}（主要来源于水分子的分解）的迁移作用下，二氧化钛薄膜不断生长。主要反应式如下：

$$H_2O \longrightarrow OH^- + H^+ \tag{6-5}$$

$$OH^- \longrightarrow O^{2-} + H^+ \tag{6-6}$$

$$TiO_2 \longrightarrow Ti^{4+} + 2O^{2-} \tag{6-7}$$

阳离子朝阴极运动，而O^{2-}和OH^-朝阳极运动，穿过氧化物层，在氧化物/金属Ti的界面形成TiO_2：

$$Ti + 2O^{2-} \longrightarrow TiO_2 + 4e^- \tag{6-8}$$

$$Ti + 6F^- + 4H^+ + 2O^{2-} \longrightarrow (TiF_6)^{2-} + 2H_2O \tag{6-9}$$

值得注意的是水分子水解成OH^-，在电解液/氧化物界面的总方程式如下：

$$TiO_2 + nH_2O + 6F^+ \rightarrow (TiF_6)^{2-} + (n+2-x)O^{2-} + xOH^- + (2n-x)H^+ \tag{6-10}$$

式中：n为水解的水与水解的TiO_2的比例，n对TNTs的孔隙率影响非常大。在钛金属被氧化成二氧化钛的过程中，Ti金属表面的密度发生变化，大部分氧化形成的 Ti^{4+}（大于 85%），并没有形成二氧化钛，而是直接在电场力的作用下被溅射到电解液中。而被溅射到电解液的 Ti^{4+} 在氟离子含量较高的溶液中很容易发生如下反应：

$$Ti^{4+} + 6F^- \longrightarrow (TiF_6)^{2-} \tag{6-11}$$

$$Ti^{4+} + 4F^- \longrightarrow (TiF_4) \tag{6-12}$$

阳极氧化钛合金的过程可以分为 3 个阶段。①在初始阶段，由于氧化物的生长速度非常快，所以相比之下，离子的溶解反应可以基本忽略，氧化反应中含不含氟离子都是一致的；②在第二阶段中，由于氟离子在氧化钛的阻挡层的凹槽中首先进行腐蚀，所以该处的电场会增强，于是钛合金又开始被腐蚀，电流加大，形成无规则的孔洞。③当钛合金周围的离子和浓度逐渐被消耗时，氟离子的腐蚀速度与氧化钛的形成速率均开始下降，最后保持平衡。此时电流趋于稳定，氧化钛纳米管或孔开始自规整，形成规则的纳米管或纳米孔。搅拌电解质可以增加离子的扩散效应，使阳极氧化过程进一步进行，因此电解质的流速和扰动对纳米管的制备非常关键。

表面涂层是指通过添加材料的方式，在钛植入物的表面附着一层生物活性材料使得钛及其合金表面粗糙化，常见的包括羟基磷灰石涂层、表面氧化层等。羟基磷灰石是一种常见的生物活性材料，其分子式为 $Ca_{10}(PO_4)_6(OH)_2$。羟基磷灰石是人体骨骼的主要成分之一，所以钛及其合金表面结合羟基磷灰石涂层之后，可以使植入物更快地与人体骨结合。

6.1.1 多孔钛表面微纳米形态构建

阳极氧化的作用是在试件表面"挖孔"，可以尝试先表面粗糙化再进行"挖孔"，故根据试验设计方案先进行酸蚀处理。

所有表面处理方法都有前处理环节，前处理是钛合金表面获得具有良好结合力膜层的保证，目的是除去金属表面的油脂、氧化膜，得到平整、活化的金属表面。除油的作用是除去基体表面油类物质，增加润湿性，防止氧化膜起泡、起皮、不均匀，引起这些表面问题的原因是皂化类的油，这类油脂能与碱作用发生皂化反应，生成溶解于水的丙三醇和脂肪酸金属盐（肥皂）。除油后一定要用热水洗，然后冷水洗，将碱液彻底清洗干净。

酸洗是前处理中的重要环节，作用是对钛合金表面进行侵蚀和活化处理。利用强酸的腐蚀性，将金属表面氧化膜溶解和剥离，常用的酸洗液是氢氟酸和浓盐酸或者硝酸的混合酸液。处理后的钛合金表面不再有热处理中留下的不规则氧化膜,而是生成一薄膜层以防表面被进一步氧化。

(1)碱热处理方案。将试件分别放入丙酮、无水乙醇中超声清洗10min,取出后再在去离子水中冲洗并干燥。然后进行碱热处理,将试件在60℃的高温环境下,浸入5mol/L的氢氧化钠溶液中,恒温24h,取出后清洗干净,然后在600℃的环境下进行热处理1h,采用空冷方式进行冷却。碱热处理所用试剂和试验仪器见表6-1和表6-2。

表6-1 试验所用试剂

化学试剂	含量	生产厂商
丙酮	≥99.5%	永华化学科技(江苏)有限公司
无水乙醇	≥99.7%	常熟市鸿盛精细化工有限公司
氢氧化钠	≥96.0%	永华化学科技(江苏)有限公司
氟化钠	≥98.0%	国药集团化学试剂有限公司
氢氟酸	≥40.0%	国药集团化学试剂有限公司
硝酸	65.0%~68.0%	江苏永华精细化学品有限公司

表6-2 试验所用仪器

试验设备	生产厂商
VGT-1860QTD数码超声清洗机	苏州江东精密仪器有限公司
Binder bd115恒温箱	德国宾得公司
热处理箱	德国纳博热公司
WYJ-5A30V稳压直流电源	上海稳凯电源设备有限公司
213型铂电极	北京时代润宝科技发展有限责任公司

(2)阳极氧化方案。将试件分别放入丙酮、无水乙醇中超声清洗10min,室温环境下浸入67%的硝酸和40%的氢氟酸(3∶1)配制的溶液中10min,取出后再在去离子水中冲洗并干燥。然后进行阳极氧化,将试件在室温环境、30V稳压直流电压作用下,浸入0.8mol/L的氟化钠溶液中8h,取出清洗。阳极氧化的电化学试验中,在试验开始阶段,阴极铂电极处产生大量气体,随即出现大量絮状悬浮物,阳极的试件上开始出现气泡附着,稳压直流电源上的电流在0.00A和0.01A之间跳动(由于显示精度原因,只能显示单位为

A 的电流值)。随着时间增长,悬浮物越来越多,大小不一的气泡附着在整个试件上,阴极铂电极处气体越来越少。当试验进行至 4h 时,阴极铂电极处不再有气体生成,稳压直流电源上的电流显示也再未到过 0.01A。可能是因为氟离子的腐蚀速度与氧化钛的形成速率达到协调,对钛合金的腐蚀程度不再深入,故需要通过搅拌电解质来不断增加离子的扩散效应,使阳极氧化过程进一步进行。由于搅拌速度不易控制,此方法不能满足每次试验都保证一致速度的要求,控制变量的对比试验法和试验可重复性都难以实现。故选择在 4h,气体不再大量生成,即氟离子的腐蚀速率与氧化钛的形成速率达到协调时,更换电解液为未参加过反应、新配置的 0.8mol/L 的 NaF 溶液,以保证 8h 的处理时间内,阳极氧化反应持续进行。多孔钛碱热处理和阳极氧化后表面形貌如图 6-1 所示。

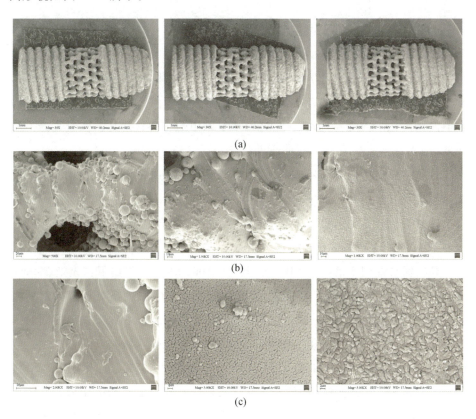

图 6-1　多孔钛原始形貌、碱热处理及阳极氧化后多孔钛表面形貌

(a)多孔钛原始形貌;(b)碱热处理后多孔钛表面形貌;(c)阳极氧化后多孔钛表面形貌。

优化相关工艺参数，可进一步调控多孔钛表面微纳米结构特征形貌，如图 6-2 所示。

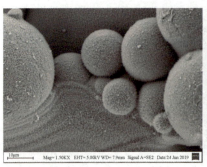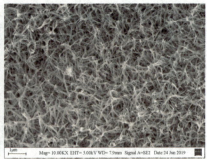

图 6-2　进一步调控的多孔钛表面微纳米结构特征形貌

6.1.2　仿生涂层制备

制备仿生涂层所用化学试剂包括氢氧化钠、氯化钠、碳酸氢钠、氯化钾、三水磷酸氢二钾、六水氯化镁、氯化钙和硫酸钠。此外，制备仿生涂层还需要恒温箱、1mol/L 的稀盐酸、三羟甲基氨基甲烷、塑料烧杯、恒温式磁力搅拌器。

首先将样品进行碱热处理，过程如下：配制 5mol/L 的氢氧化钠溶液，将样品浸没在溶液中并放置于 60℃ 恒温箱中保存 24h；取出后用蒸馏水冲洗并自然晾干；之后放入 600℃ 环境中进行热处理，升温速度 5℃/min，600℃ 下保温 1h，随炉冷却至室温并取出。

其次需要配制 5 倍浓度 SBF 模拟体液 1000mL，过程如下：先把 700mL 去离子水注入塑料烧杯中，并在恒温式磁力搅拌器中加热至 36.5℃，然后按照表 6-3 所示的顺序依次加入各试剂。需要注意的是，在加入试剂的同时需要不断进行搅拌，而且必须要等前一种试剂完全溶解后加入下一种试剂。之后再加入去离子水至 1000mL。最后加入适量稀盐酸和三羟甲基氨基甲烷（Tris），用来调节溶液的 pH 值至 7.4。配制好的 5 倍浓度 SBF 溶液，其中各种离子的浓度以及真实人体体液的离子浓度如表 6-4 所示。配制的 SBF 模拟体液需要冷藏保存。将碱热处理之后的样品浸泡在模拟体液 SBF 中，使得样品表面形成羟基磷灰石涂层。浸泡时间为 30d，浸泡时需要每天更换模拟体液。

表6-3 配制SBF模拟体液所需的试剂及其添加顺序

顺序	试剂	用量
1	NaCl	40.175g
2	$NaHCO_3$	1.775g
3	KCl	1.275g
4	$K_2HPO_4 \cdot 3H_2O$	1.155g
5	$MgCl_2 \cdot 6H_2O$	1.555g
6	$CaCl_2$	1.46g
7	Na_2SO_4	0.36g
8	1mol/L HCl	约15ml
9	$NH_2(CH_2OH)_3$	0~5g

表6-4 真实人体体液与模拟体液的离子浓度(单位：mmol/L)

项目名	Na^+	K^+	Ca^{2+}	Mg^{2+}	Cl^-	HCO_3^-	HPO_4^{2-}	SO_4^{2-}
人体	142.0	5.0	2.5	1.5	103.0	27.0	1.0	0.5
SBF	142.0	5.0	2.5	1.5	147.8	4.2	1.0	0.5
5×SBF	710.0	25.0	12.5	7.5	740.0	21.0	5.0	2.5

涂层制备好后通过扫描电镜观察其形貌。首先需要对形成涂层的面进行喷金操作，这是因为表面的羟基磷灰石涂层不导电。喷金之后将样品喷金的一侧朝上固定在观测台上，将样品放入真空观察室开始观察，观察结果如图6-3所示。从图中可以发现，经过碱热处理和SBF模拟体液浸泡的多孔钛支架表面出现了微纳米结构特征，这种微纳米结构有助于细胞和组织的黏附生长。

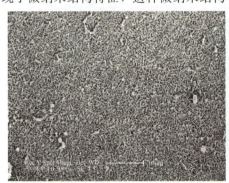 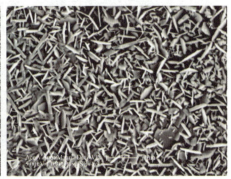

图6-3 羟基磷灰石涂层表面形貌

6.1.3　PLGA-HA 涂层制备方法

制备 PLGA-HA 涂层的主要试剂包括聚乳酸-羟基乙酸共聚物（PLGA）、羟基磷灰石、二氯甲烷。其中二氯甲烷具有低毒性，受热会产生氯气，在配制时需要注意防毒，并且制备后需要将样品挥发干净。试验采用浸渍提拉法，这是一种将样品浸入浸渍液中取出后干燥的方法。通过改变浸渍液的浓度以及浸渍次数调整涂层厚度。首先，将 0.25g PLGA 颗粒溶于 50mL 二氯甲烷中，形成 0.5% 的 PLGA 溶液，再将 0.5g 羟基磷灰石倒入烧杯中，通过搅拌混合，羟基磷灰石的浓度为 1%，这样就形成了 PLGA-HA 的浸渍液；最后将样品放在浸渍液中，持续约 5s 后缓慢提拉出浸渍液，将样品放置通风口等溶液挥发完毕。

PLGA-HA 涂层制备好后，做扫描电镜下的表征观察，同样在观测前对涂层面进行喷金操作。观测结果如图 6-4 所示，从图中可以发现，制备了 PLGA-HA 涂层的多孔钛支架表面有羟基磷灰石分布，羟基磷灰石分布不均匀，中间的平坦部分为 PLGA。总体来看，PLGA-HA 涂层同样形成了纳米级别的粗糙表面，达到了多孔钛支架的表面改性目的。

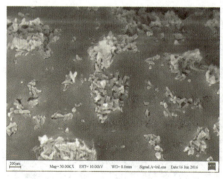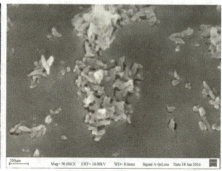

图 6-4　多孔钛支架 PLGA-HA 涂层表面形貌

6.2　多孔钛/聚合物/羟基磷灰石复合支架的制备

目前的金属增材制造技术，由于其制造精度还不高，导致制造的多孔钛支架的孔隙尺寸比细胞的尺寸大，当细胞接种到支架上后，大部分都会从孔隙中漏出，导致细胞的接种率降低，不利于新的骨组织形成。而一些天然高分子材料，比如壳聚糖(chitosan)、海藻酸盐、丝素蛋白等，在制备成为组织工程支架后具有比多孔钛支架更为细小的孔隙结构，除此以外这些天然高分子材料还具有良好的生物相容性。但是这些天然高分子材料制备而成的组织工程支架常常缺乏良好的力学性能，不能在承重部位的骨修复中使用。

以多孔钛支架作为结构主体，结合壳聚糖支架更细密的孔隙结构，以及羟基磷灰石优异的生物性能，在多孔钛支架孔隙内通过冷冻干燥技术构建壳聚糖/羟基磷灰石复合结构，能形成一种具有良好力学性能和细胞亲和性的复合多孔结构支架，为细胞的黏附生长和新骨的形成提供理想的生物和力学环境。

6.2.1 复合支架的制备方法

多孔钛/壳聚糖/羟基磷灰石复合支架配制，所用试剂：壳聚糖、羟基磷灰石、乙酸。配制过程：①取 100mL 规格的烧杯一只，注入 99mL 0.2mol/L 的乙酸，称取 1g 壳聚糖粉末加入乙酸溶液中，在 50℃ 环境下搅拌约 30min 后形成浓度为 1% 的壳聚糖溶液；②加入 0.3g 的羟基磷灰石粉末，继续搅拌直至均匀混合；③将配置好的混合液放在室温下进行冷却，将多孔钛支架置于 24 孔培养板中，用一次性注射器将配置好的 CH/HA 溶液注射到多孔钛支架的孔隙中，直至溶液将多孔钛支架完全覆盖（注射时应避免气泡的进入），室温静置 1h 后放入 -20℃ 环境进行冷冻处理，冷冻 12h；④置入冷冻干燥机冻干。冻干全称叫做真空冷冻干燥，是在真空环境下，将冷冻溶液中的水分从固态直接升华成气态，在溶液本身位置形成孔隙结构的一种干燥技术。冻干条件：真空度为 0.01Torr(1Torr≈1333Pa)，温度为 -80℃，时间为 24h。

6.2.2 复合支架结构表征

利用扫描电镜观测支架的复合结构孔隙特征。将经过喷金后的多孔钛/壳聚糖/羟基磷灰石复合结构支架样品放在观测台上，喷金面朝上。如图 6-5 所示即为所得的扫描电镜照片，从中可以发现钛支架宏观孔隙中充满壳聚糖/羟基磷灰石复合海绵结构。CH/HA 孔隙的大小约为 50～100μm，比较适合细胞长入。图中大量的纳米羟基磷灰石镶嵌于壳聚糖内。

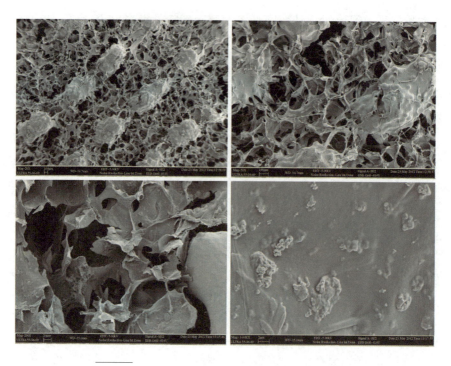

图 6-5　多孔钛/壳聚糖/羟基磷灰石复合支架形貌

海藻酸盐复合多孔钛制备的复合结构多孔钛支架如图 6-6 所示，丝素蛋白复合多孔钛制备的复合结构多孔钛支架如图 6-7 所示。这些天然聚合物类似细胞外基质，具有优异的生物相容性，冻干后在多孔钛内形成的三维孔隙结构构成了细胞的仿生微环境，能够更好地促进细胞的黏附增殖等功能发挥。

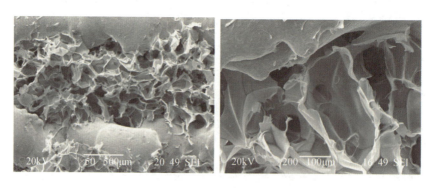

图 6-6　海藻酸盐/多孔钛复合支架

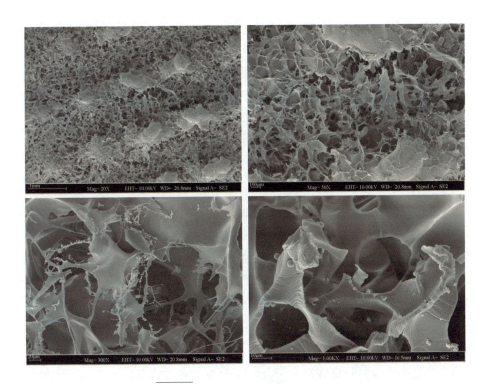

图 6-7 丝素蛋白/多孔钛复合支架

体内细胞外基质(ECM)形成的微环境是决定细胞命运和功能最为关键的因素，ECM不仅给细胞的生长提供营养，促进细胞的黏附和增殖，而且能调控生物信号分子，使细胞进一步分化成组织。可见，植入物材料表面生物功能化的目的，就是要为细胞生长提供一种临时性的、类似ECM的微环境。

6.3 多孔钛生物学性能评价

6.3.1 体外细胞相容性试验

利用成骨细胞与多孔钛复合培养，检测多孔钛的细胞相容性。试验分组：单纯多孔钛为对照组，仿生涂层多孔钛为试验组。多孔钛样件经洗涤、高温高压消毒、烘干后放入24孔培养板内，添加基础培养液(含10%新生牛血清、

100U/mL 青霉素、100U/mL 链霉素、2.5μg/mL 两性霉素 B)至浸没样件，放置于 5%CO_2、37℃的培养箱内孵育 24h 后吸尽培养上清液，将第 3 代成骨细胞制成 1×10^6/mL 悬液，按样件孔隙容积分 3 次并间隔 5min 滴入样件顶面。培养箱内孵育 2h 后，每孔添加 2mL 基础培养上清液，24h 后换用诱导培养上清液，隔 2d 换液。

采用比色(MTT)法检测细胞增殖活性，细胞接种及培养 1d、7d、14d 后每组取出 5 个孔，每孔加入 2mL MTT 溶液(5mg/mL)，37℃继续孵育 4h 后终止培养并吸弃孔内培养上清液。每孔加入 2mL 二甲基亚砜(DMSO)，震荡 20min，使紫蓝色结晶物充分溶解。溶液按照 100μL/孔加入 96 孔板，每个样品 6 孔。用酶联检测仪在 490nm 波长处检测各孔吸光度值(A)，重复检测 3 次，取 6 孔的均值代表一个样本的 A 值。同时以细胞直接接种于培养板底部作为对照，结果进行统计学分析。利用扫描电镜观测细胞形态，细胞多孔钛复合物分别培养 1d、7d、14d 后，经磷酸缓冲盐溶液(PBS)冲洗，支架在体积百分比为 3%的戊二醛溶液中于 4℃下固定 24h，经 PBS 冲洗、梯度乙腈溶液(80%～100%)脱水、真空干燥、喷金处理后于 SEM 下观察并拍摄照片。组织学染色和观察，样品在质量百分比为 10%甲醛中常温固定 7d 后，经梯度乙醇(80%～100%)脱水、二甲苯变透明后用甲基丙烯酸甲酯(MMA)包埋。包埋块用 Leica SP1600 锯式切片机沿支架的冠状轴切片，切片厚度为 150μm，研磨至 50μm，再经三氧化二铝粉(3μm)抛光后，用苏木精-伊红(hematoxylin and eosin stain，HE)染色，用显微镜观察、图像采集系统取图。采用 SPSS13.0 统计软件包进行分析。数据以均数±标准差($x\pm s$)表示，组间比较采用单因素方差分析，组内两两比较采用 SNK-q 检验，P 值<0.05 具有统计学意义。

细胞活力代表了黏附在多孔钛上的活细胞数量，可间接反映细胞增殖情况。本试验中将细胞活力表达为单位质量(g)的多孔钛的 A 值。随着培养时间的延长，两组 A 值均升高，相同时间点两组细胞增殖进行统计比较，1d 组无统计学差异($P>0.05$)，7d 和 14d 组有显著差异($P<0.05$)，有统计学意义；分别比较对照组和试验组各时间点的差别，有统计学差异($P<0.05$)。结果表明支架对成骨细胞增殖表现为促进作用，见表 6-5 和图 6-8。

表 6-5　MTT 法检测两组成骨细胞增殖（$\bar{x}\pm s$）

组别	天数		
	1d	7d	14d
	细胞/多孔钛复合培养统计学差异		
试验组	0.088±0.020	0.277±0.016*	0.593±0.071*
对照组	0.060±0.004	0.235±0.025	0.390±0.100

注：* 表示与对照组比较 P 值<0.05。

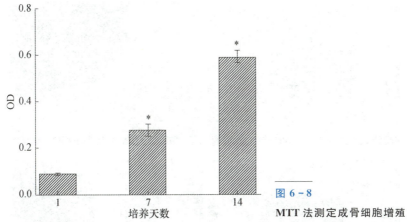

图 6-8　MTT 法测定成骨细胞增殖

SEM 观测结果显示，细胞多孔钛复合物培养 1d 后，在材料表面可见一些形态多样（以梭形和多角形为主）单层结构的细胞，细胞伸出数个伪足附着于材料表面和内壁，细胞黏附良好但尚未完全伸展，同时在孔洞中也有部分细胞生长（图 6-9(a)、(b)）。培养 7d 后，大量的扁平状细胞通过伸出多个伪足黏附于支架表面及孔壁并与材料牢固结合，细胞在支架表面及孔内壁完全伸展，几乎覆盖所有的材料内壁表面，细胞间排列紧密，可见相邻细胞的间隔及分泌的絮状细胞外基质（图 6-9(c)、(d)）。随着培养时间的延长，培养 14d 后，细胞为多层结构，支架表面覆盖有密集排列、汇合生长的细胞层并向支架内部移行，拨开细胞层，能看到部分细胞覆盖支架孔；支架内部，细胞黏附管道内壁生长且成骨细胞跨越微孔表面呈方向性密集排列并向孔隙内分裂增殖。在支架的内表面，细胞从一个孔贯穿到另一个孔（图 6-9(e)、(f)）。支架表面及内部的细胞形态、密度基本一致。

组织学观察结果显示，细胞多孔钛复合物体外培养 1d 后，低倍镜下不容易观察到细胞，仅能看见少量细胞聚集形成的轮廓贴附在支架边缘；高倍镜下可

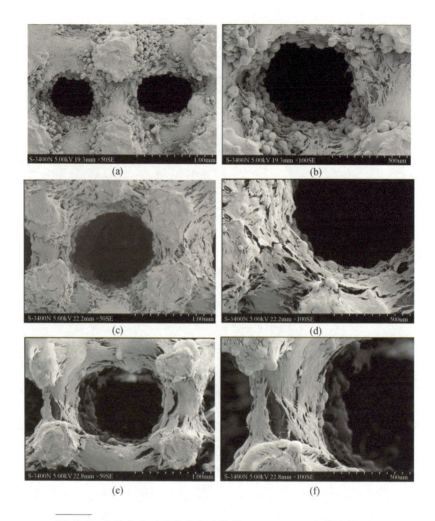

图6-9　细胞与多孔钛体外复合培养1d、7d、14d扫描电镜观察

(a)培养1天细胞(×50倍); (b)培养1天细胞(×100倍); (c)培养7天细胞(×50倍); (d)培养7天细胞(×100倍); (e)培养14天细胞(×50倍); (f)培养14天细胞(×100倍)。

见成骨细胞多呈单层结构,扁平形或梭形,核圆,着色深蓝,排列稀疏,细胞单个或聚集成一小簇黏附在支架的表面,与多孔钛表面黏附良好(图6-10(a));随着培养时间的延长,细胞多孔钛复合物体外培养7d后,成骨细胞出现明显的分层生长,细胞与多孔钛表面牢固结合,在多孔钛周围进行增殖,并向孔隙内延伸(图6-10(b)、(c));培养14d后,细胞数量明显增多,呈多层结构,以多孔钛表面为支撑点,在孔隙附近连接成片向微孔内成簇生长(图6-10(d)、(e))。

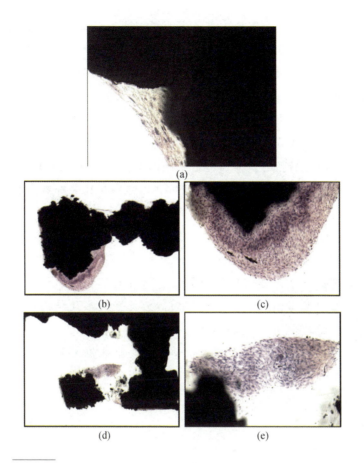

图 6-10 多孔钛与细胞体外复合培养硬组织切片观察图，HE 染色
(a)1 天后细胞；(b)7 天后细胞(×50)；(c)7 天后细胞(×200)；
(d)14 天后细胞(×50)；(e)14 天后细胞(×200)。

本书用 MTT、扫描电镜、组织切片染色等方法探讨了多孔钛支架作为成骨细胞体外培养载体的可行性。MTT 法测定结果显示，试验组细胞数量和活性随着培养时间的延长而明显增加，与对照组比较差异显著($P<0.05$)，充分表明支架对成骨细胞没有抑制作用，反而细胞数量及活性明显增加。考虑原因有两种：①支架与细胞具有良好的相容性，具有一定的促进细胞黏附、增殖和分化的特性；②细胞在三维多孔结构中，较平面培养以及在其他形状的支架中对营养的接触吸收、代谢产物的排出更为有利。具体机理还有待于进一步研究。扫描电镜观察结果证实，随着培养时间的延长，细胞由单层结构变为多层结构并且细胞由支架表面逐渐向支架内部延伸并贯穿孔与孔之间，表

明细胞已均匀分布于整个支架内部，证明了支架与成骨细胞良好的组织相容性。同时观察显示，支架表面及内部浅层、中心管道内细胞形态、密度基本一致，证明相互连通的管道结构以及三维孔隙结构是引导均匀有序的营养供应和细胞分布的结构基础，为成骨细胞的黏附、增殖、分化以及移动提供了非常有利的条件。组织切片染色进一步证实，随着培养时间的延长，细胞能够在支架上很好地黏附、增殖、分化，并逐渐向支架孔隙内伸展，这说明支架能够很好地作为细胞的载体而促进细胞的增长，并且细胞在支架表面、内部孔壁甚至孔隙内部均有生长，说明三维孔隙结构在其中扮演了重要的角色，为细胞生长走形、孔与孔之间细胞的相互连接以及进一步的组织相互连接提供了良好的载体微孔结构。

综上所述，通过对多孔钛支架生物活性检测进一步证实了支架具有良好的生物相容性，不仅能够作为成骨细胞体外共培养的载体，而且还将进一步成为血管以及骨组织长入的良好载体。其三维多孔结构在支架内实现均匀的营养供给，促进了细胞增殖、分化及在支架内的均匀分布。因此，多孔钛支架良好的物理学行为和生物学特性为临床修复承重部位骨缺损提供了一种很有前景的选择方法，为今后组织工程支架的制备及相关应用研究提供了可能。

6.3.2 动物试验

在遵守国家试验动物的使用和治疗原则下，选取 36 只骨骼健康的成年雄性新西兰白兔(体重为 2.0～2.5kg，由第四军医大学试验动物中心提供)，用速眠新Ⅱ注射液(0.2mL/kg，军事医学科学院军事兽医研究所，中国长春)麻醉诱导后，备皮、消毒、铺巾。颅骨正中线纵行切口切至骨膜，用眼科角膜环钻钻两个直径为 10mm 圆形缺损(以颅骨中线为中线，左右各一)，对缺损进行适当扩大，最终形成一个没有毁坏硬脑膜的全层骨缺损(图 6-11)。颅骨左侧作为 A 组植入细胞/多孔钛支架复合物，颅骨右侧作为 B 组植入单纯多孔钛支架。随机取 6 只动物将右侧的片状颅骨植入左侧的缺损中，两侧分别作为 C 组和 D 组。手术过程中，确保支架和颅骨紧密嵌合并无软组织嵌入。将移植区做严密逐层缝合，关闭手术切口。术后肌内注射青霉素预防术区感染。在本次试验中，36 只新西兰白兔一直保持健康的状态，术后未出现伤口并发症。分别在术后第 4、8、12 周处死动物，取标本检测。

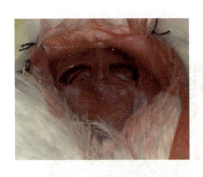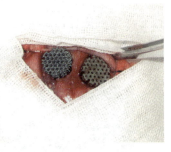

图 6-11　骨缺损模型及多孔钛植入

(1) 大体观察。处死动物后沿原切口逐层切开，肉眼观察局部骨痂形成、骨断端愈合情况及血管再生等情况。荧光标记：处死动物前 2 周及 3d 分别对肌肉注射盐酸四环素注射液(30mg/kg)以及钙黄绿素(8mg/kg)，在染色前将组织学切片置入 Leica LA 全自动研究显微镜下观察（荧光）并取图。组织学检测：截取包括周围各 5mm 正常骨质的标本，经 10% 中性甲醛固定、甲基丙烯酸甲酯(MMA)包埋、Leica SP1600 锯式切片机切片，切片经研磨、抛光后用苦味酸-酸性品红(van gieson，VG)染色，用 Leica LA 全自动研究显微镜观察并取图。新生骨定量分析：根据体视学德莱塞原理，参照空间内某种特征物的面积分数是其体积分数的估计，以苦味酸-酸性品红染色法染色组织切片中新生骨的面积百分比来表示新生骨含量水平，并于光学显微镜下以 Image-Pro Plus 8.0 医用计算机图像分析系统测算其新生骨的面积百分比，采用 SPSS13.0 统计软件包进行分析。数据以均数±标准差($x \pm s$)表示，组间比较采用单因素方差分析，组内两两比较采用 SNK-q 检验，P 值<0.05 具有统计学意义。

大体观察结果显示如下。①A 组术后第 4 周，支架与骨断端结合部及支架外周有少量新生骨痂，内部填充大量的类骨质；第 8 周，支架与自体骨间形成良好的骨性愈合，标本断面可见致密的半透明板层骨嵌入材料周边孔隙中；第 12 周，新骨形成较第 8 周更为明显，可见支架局部被新生板层骨完全包裹并牢固结合。②B 组术后第 4 周，支架与骨断端周围黏附较牢，支架被纤维结缔组织包裹，可见大量纤维组织伸入材料表面的孔隙内；第 8 周，支架与自体骨断端呈现骨性愈合，结合部有新生骨痂生长；第 12 周，支架与骨断端形成骨性连接，有较多骨痂形成并与骨断端连接紧密，少部分形成连续性骨桥(图6-12)。③C组骨断端变钝，缺损处充填有纤维组织，骨缺损未愈合。④D组骨缺损已愈合，形成完整的骨性连接。

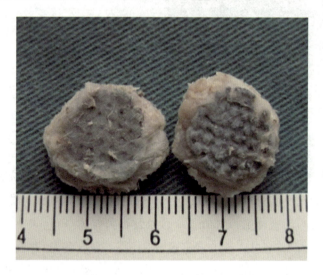

图6-12　植入12周取样标本

荧光标记能够监测新生骨组织在支架内连续形成情况。黄色荧光为四环素标记，绿色荧光为钙黄绿素标记。在大多数支架里($n=19$)，黄、绿双标均能显示，黄色在内，绿色在外。在移植第4周时即出现荧光条带，表明在移植第4周前就已经开始了新骨组织的形成；移植第8周时，显示的荧光条带较第4周和第12周条带宽，表明在移植第8周时成骨速率较快且新生成的骨量较第4周明显增多；移植第12周时，骨量较第4周和第8周明显增多，荧光较强烈，如图6-13所示。然而在部分支架里($n=2$)，不能检测到双色标记，表明新骨形成延迟开始，这种延迟现象可能与动物个体差异有关。

组织学观察结果如图6-14所示。①A组术后第4周，支架管道内充满大量纤维结缔组织(蓝色或青色)及不成熟编织骨(紫红色)并以支架为载体向管道周围生长，以不成熟骨组织为主；第8周，不成熟骨组织逐渐转化为成熟编织骨组织(红色)并填充支架管道内部，与支架牢固结合，新生成的骨组织与周围宿主骨开始形成骨性连接，部分髓腔开始形成；第12周，骨组织面积进一步增大，支架管道内部几乎被骨组织填满，完成支架内部骨性改建。②B组术后4周，支架周围及内部充满大量的纤维结缔组织和部分类骨质(黄绿色)，但仍以纤维结缔组织为主；第8周出现软骨化成骨，纤维结缔组织逐渐

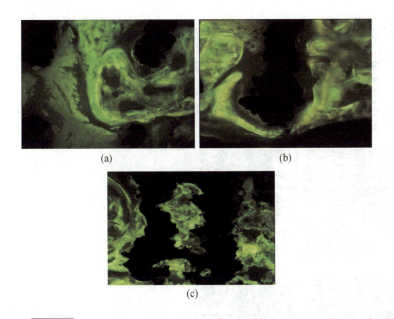

图 6-13 植入物内的荧光标记观察(骨缺损区双色荧光条带较宽,黄色为四环素标记,绿色为钙黄绿素标记)

(a)第 4 周;(b)第 8 周;(c)第 12 周。

被骨组织替代,骨组织沿着支架管道内部生长并填充部分管道内部;第12周,大量的网状编织骨逐渐填满支架管道内部并与支架牢固结合,骨量较前几周明显增多。③C组术后至12周未见骨缺损获得骨性修复,骨缺损处由纤维结缔组织填充。④D组术后12周骨缺损获得完整修复,与周围骨组织形成完整的骨性连接。

(2)新生骨定量分析。随着培养时间的延长,4组新生骨面积百分比均升高,呈逐渐增长趋势。组间比较:第4周差异无统计学意义($P>0.05$);第8、12周差异有统计学意义($P<0.05$)。组内两两比较:A组和B组第4周差异无统计学意义($P>0.05$),第8、12周差异具有统计学意义($P<0.05$);A、B组分别和C、D组比较,第4周组无统计学差异($P>0.05$),第8周和第12周组分别对比有统计学意义($P<0.05$);A、B组分别和D组比较,各时间点均有统计学意义($P<0.05$);C组和D组比较,第4周组无统计学意义($P>0.05$),第8周、第12周组对比有统计学意义($P<0.05$),见表6-6。

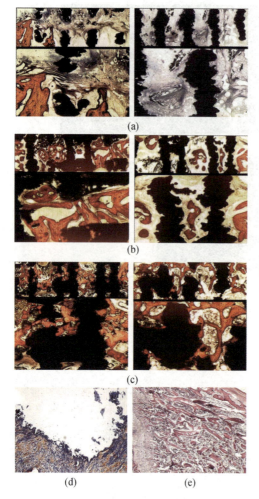

图 6-14

移植术后第 4 周、8 周、12 周组织学观察,支架材料为黑色、骨组织为红色、纤维组织为蓝或青色、类骨质为黄绿色(VG 染色)

(a)术后第 4 周组织学切片染色图及局部放大图;(b)、(c)术后第 8 周组织学切片染色图及局部放大图;(d)术后第 12 周颅骨缺损旷置组,可见缺损部位被纤维组织(蓝色)填充;(e)术后第 12 周自体骨移植组,可见缺损部位被骨组织(红色)填充。

表 6-6 各组新生骨定量分析比较/%($x \pm s$,$n=6$)

组别	4 周	8 周	12 周
A	0.112 ± 0.025	0.330 ± 0.067	0.444 ± 0.012
B	0.098 ± 0.056	0.125 ± 0.046	0.294 ± 0.017
C	0.062 ± 0.045	0.112 ± 0.050	0.178 ± 0.015
D	0.142 ± 0.036	0.420 ± 0.061	0.520 ± 0.013
F 值	2.256	25.801	377.829
P 值	$P>0.05$	$P<0.05$	$P<0.05$

新的骨组织向多孔支架内部生长取决于多方面的因素，包括支架的结构（宏观结构和微观结构）、支架与宿主骨之间的稳定程度和轻微移动以及宿主骨和支架之间存在的缝隙等。大量研究认为，支架的结构最能影响新的骨组织的长入并影响支架与新骨组织的整合。本书中，为了探讨支架结构对成骨因素的影响，手术操作中尽量避免了支架与宿主骨之间存在缝隙以及支架的轻微移动等干扰因素。目前，有大量的试验研究支架的结构（孔径、孔隙率、孔形状）对其生物学行为的影响，但是对于最佳支架机构的标准尚未有一致的结论。众多研究表明，改变孔径和孔隙率能积极地影响骨组织的成功长入，研究认为，300~600μm 的孔径、65% 以上的孔隙率以及三维互连的孔隙结构能够更好地引导骨组织的长入。本书研究结果显示，多孔钛支架的孔隙结构对成骨具有重要作用，微孔结构利于支架的早期血管化及多点成骨；孔的三维空间分布是营养物质连续灌输的前提条件，而且直接影响和决定着新生骨组织的形态和分布。多孔钛支架为骨和血管组织的长入提供了一个最佳载体；支架上复合的成骨细胞能够迅速与体内支架周围组织细胞反应，发挥其雌激素受体合成和分泌骨基质蛋白的作用，从而利于支架的早期血管化及多点成骨。术后第 12 周，A 组和 B 组均在宿主骨端和植入物间形成骨性连接，完成骨缺损的修复，A 组骨组织长入率更接近 D 组。支架的多孔结构引导了新骨形成以及成骨方式的改变，完全连通的三维孔隙结构促进了植入早期纤维结缔组织、微血管等向支架内部迅速生长填充，较短时间内完成支架的初步血管化；支架内成骨细胞得到充足的微循环供养，形成依附管道内壁的新生编织骨；在结构引导和应力作用下，间断分布的新生骨最终相互连接形成网状结构。这种多点成骨的不连续成骨方式加快了新骨生长速度，缩短了骨愈合时间，所形成的骨/支架复合体为进一步的新骨生成和改建提供良好的力学支撑和应力刺激，有利于缺损的最终完全修复。

6.4 多孔钛/壳聚糖海绵/生物陶瓷复合支架促进糖尿病条件下的成骨

多孔钛植入物由于良好的生物相容性、耐腐蚀性和力学性能，成为当今最有应用前景的人体骨骼再生与修复材料。多孔钛在植入正常骨质后能够保持足够的结合强度，长期稳定性可达到 90% 以上。然而，这项关键技术的应用却在糖尿病（diabetes mellitus，DM）患者身上发生严重问题，多孔钛植入物松动率显著增高。2011 年的一项脊柱外科临床研究表明，未经治疗的糖尿病患者脊柱椎弓根螺钉的松动率高达 36%。植入物松动或失败可引起骨折、神经损伤，甚至瘫痪；患者痛苦大、医疗费用高、医患纠纷多，带来了严重的医疗和社会问题。

6.4.1 体外细胞试验

成骨细胞取自 SD 大鼠仔鼠，将钴 60 辐照消毒后的两种支架材料用 PBS 冲洗后放置于 12 孔板，加入含 10% 胎中血清（FCS）的完全培养液内预湿 24h。将培养好的贴壁成骨细胞经 0.25% 胰蛋白酶消化成细胞悬液后在 800～1000r/min（$1r/min = 360°/min = 6°/s$）条件下离心 5min，按 5×10^5 细胞/mL 的浓度配置成细胞悬液。使用微量移液器根据支架的孔隙容积接种细胞，接种时首先充分并轻柔地将细胞悬液混匀，之后每次向支架滴加 200μL 悬液，间隔 3min 共接种 5 次。接种 2h 后添加完全培养液浸没支架，第二日更换培养板，隔日换液。

(1) 体外细胞试验分组设计。将试验组随机分为 4 组：①正常血清（normal serum，NS）+ 单纯支架组（Ti + NS）；②正常血清 + 复合支架组（cTi + NS）；③DM 血清（diabetic serum，DS）+ 单纯支架组（Ti + DS）；④DM血清 + 复合支架组（cTi + DS）。

(2) 细胞黏附检测。使用罗丹明标记的鬼笔环肽对细胞骨架中的肌动蛋白（F - actin）进行染色，评估细胞在材料上的黏附情况。细胞接种材料 7d 后，将附着细胞的材料样品从培养基中移出，用 PBS 冲洗 3 次后浸泡于 4% 的多聚甲醛固定 15min。之后使用 0.2% 的 Triton X - 100 打孔 10min，使用新鲜配制的 1% BSA 封闭 30min。最后用罗丹明标记的鬼笔环肽（1∶200 稀释）于湿盒内避光染色 20min，再用 4，6 - 二脒基 - 2 - 苯基引哚（DAPI，1∶1000）对细胞核进行复染 5min。PBS 冲洗 3 次后，使用激光共聚焦显微镜进行观察和图像拍摄，使用 Image J 软件对细胞铺展面积和细胞密度进行定量分析。

(3) 细胞形态检测。细胞接种 7d 后，将样品从培养基中移出，经 PBS 冲洗 3 次后，使用 2.5% 戊二醛在 4℃ 条件下隔夜固定。使用 30%、50%、

70%、80%、90%、100%浓度的乙醇溶液分别梯度脱水 10min 后，真空干燥 2h。在经过喷金 30min 后，使用 SEM 观察细胞形态。

(4)细胞增殖检测。细胞接种 4d、7d 后将培养基从 12 孔板里吸出，PBS 冲洗 3 次后向盛有细胞/支架样品的 12 孔板中加入 0.5mg/mL 的 MTT 液。在 37℃ 培养箱孵育 4h 后将 MTT 液吸出，加入 2mL/孔的 DMSO，震荡 20min 使支架表面紫红色结晶物完全溶解。将溶解后的溶液按 100μL/孔加入到 96 孔板中，每个样品加入到 3 个孔中，使用酶联免疫检测仪在 490nm 波长下测定各孔光密度(OD)值。

(5)细胞血清碱性磷酸酶(ALP)活力检测。细胞接种 7d 后，将培养液吸出并将样品通过 4 个标准化冻融过程在 0.1% 的非离子型表面活性剂(Triton X-100)里裂解。收集裂解产物，在 12000r/min 条件下离心后收集上清液。在 96 孔板的各孔中分别加入 80μL 收集的上清液、20μL pH=10.3 的底物溶液，在 37℃ 培养箱中孵育 1h。之后每孔中加入 100μL、0.3mol NaOH 终止反应，使用酶联免疫检测仪在 405nm 的波长下测量溶液的 OD 值。细胞内的总蛋白浓度用 BCA 蛋白定量仪测量。

(6)统计学分析。试验测量数据以均数±标准差(means±SD)表示。使用 GraphPad Prism 软件中的单因素方差分析(one-way ANOVA)伴随郎费罗尼(Bonferroni)校正多重比较对数据进行统计学分析。P 值小于 0.05，认为差异有统计学意义。

体外细胞试验结果如下。

(1)细胞黏附结果。培养 7d 时，使用鬼笔环肽对成骨细胞骨架内的 F-actin 进行染色，观察细胞在两种支架材料上的骨架黏附情况(图 6-15(a))，并定量分析细胞铺展面积(图 6-15(b))和密度(图 6-15(c))。结果显示：在 NS 条件下，Ti 和 cTi 上的成骨细胞骨架均排列良好，Ti 上细胞铺展面积 (2989±436.1μm^2)与 cTi 上(2791±294.3μm^2)均较大且两者间无差异($P>0.05$)；但是 cTi 上的细胞密度高于 Ti(316.6±38.1cells/mm^2 对比 209.1±32.7cells/mm^2，$P<0.05$)。而加入 DS 后，Ti 上的细胞面积(917.0±140.2μm^2)和密度(94.22±17.41cells/mm^2)均显著降低($P<0.05$)，细胞骨架排列扭曲。相比之下，cTi 缓解了 DS 环境中 Ti 上受损的黏附情况，细胞面积(2296±284.6μm^2)和细胞密度(173.4±30.46cells/mm^2)均显著增高($P<0.05$)，细胞骨架排列也恢复正常。如图 6-16 所示。

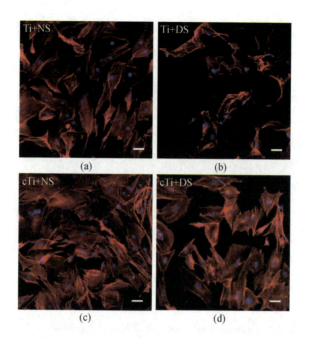

图 6-15　多孔钛上的成骨细胞骨架形态（红色：罗丹明标记的鬼笔环肽染色的细胞骨架，蓝色：DAPI 复染的细胞核，标尺：50μm）
(a)Ti+NS；(b)Ti+DS；(c)cTi+NS；(d)cTi+DS。

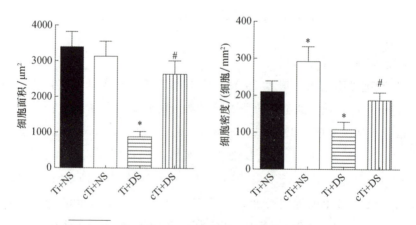

图 6-16　细胞铺展面积测量统计和细胞密度测量统计

(2) 细胞形态。培养 7d 后，使用 SEM 观察成骨细胞在材料上的黏附形态，如图 6-17 所示。在 NS 条件下，细胞展现出了扁平的铺展形态，大量覆盖在钛金属表面；而 cTi 上的成骨细胞形态呈饱满的梭形，与材料贴合紧密，数量同样较多,并且可见大量伪足伸出(白色箭头所示)。在 DS 条件下,Ti 上的细胞分布稀疏,形态萎缩、断裂;而 cTi 上的细胞形态和数量与 Ti 相比得到了缓解,细胞形态饱满,胞间联系紧密,同样可见伪足伸出,但数量明显少于 cTi+NS 组。上述结果表明:CS/HA 复合材料更有利于糖尿病环境中成骨细胞的黏附和细胞形态。

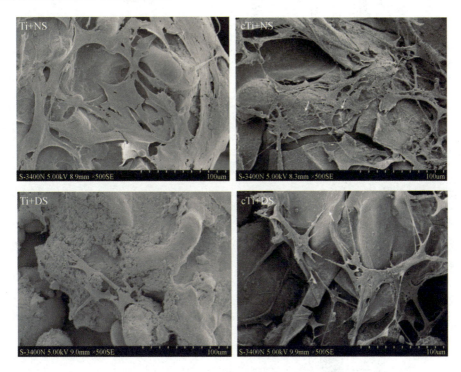

图 6-17 SEM 观察支架上的成骨细胞形态(cTi+DS 组中,白色箭头所示为大量成骨细胞黏附形成的丝状伪足)

(3)对成骨细胞增殖的影响。使用 MTT 法检测成骨细胞的细胞活力以及反应增殖情况。培养 4d 时,在 NS 条件下,cTi 上的细胞活力略高于 Ti,但差异无统计学意义($P>0.05$);加入 DS 后,Ti 和 cTi 上的细胞活力均有所下降,但是 cTi+DS 组($0.19\pm0.02/g$)细胞活力高于 Ti+DS 组($0.11\pm0.02/g$,$P<0.05$)。7d 时,cTi 和 Ti 上的活力差异无论是在 NS 条件下(Ti:$0.33\pm0.03/g$,cTi:$0.42\pm0.04/g$)还是 DS 条件下(Ti:$0.19\pm0.03/g$,cTi:$0.31\pm0.04/g$)均有统计学意义($P<0.05$),如图 6-18 所示。MTT 检测结果表明,复合支架更有利于 DM 环境中成骨细胞的增殖。

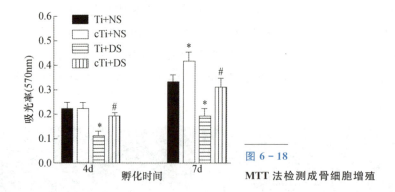

图 6-18 MTT 法检测成骨细胞增殖

(4) 对成骨细胞 ALP 活力的影响。通过 ALP 检测试剂盒定量分析材料上培养 7d 的成骨细胞分化情况,结果显示(图 6-19):NS 条件下,cTi 上细胞的 ALP 活力(17.6±1.1 μmol/h/mg 蛋白质)略高于 Ti 上的细胞(16.2±1.1 μmol/h/mg 蛋白质),但是差异无统计学意义($P>0.05$);DS 条件下,Ti 上的细胞 ALP 活力(10.9±1.2 μmol/h/mg 蛋白质)与 NS 条件相比下降了约 30%($P<0.05$);而 DS 条件下 cTi 上的细胞 ALP 活力(16.0±1.2 μmol/h/mg 蛋白质)显著高于 Ti+DS 组($P<0.05$)。上述结果表明,复合支架提高了 DM 环境中成骨细胞的 ALP 活力。

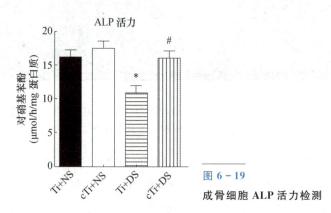

图 6-19 成骨细胞 ALP 活力检测

6.4.2 动物试验

动物试验严格通过第四军医大学伦理委员会审查,对 6 只成年小尾寒羊静脉注射 STZ 诱导 DM 模型。将链脲佐菌素(STZ)按 60mg/kg 体重标准通过颈静脉注射入羊体内,连续注射 5~7d。3 周后检测血糖浓度,连续超过

180mg/dL 视为造模成功。将材料植入羊髂骨缺损以建立体内"钛－骨"界面模型。具体步骤：将试验羊术前禁食 12h；对手术部位进行清洗、剪毛；静脉输注速眠新麻醉；气管插管后通气；备皮后逐层切开，暴露髂骨平台，使用电钻钻出长 12mm、直径 5mm 的圆柱形骨缺损，将材料完全置入髂骨骨质（图 6-20）。每只动物一侧髂骨植入 4 个单纯多孔钛（Ti），另一侧髂骨相对应地植入 4 个多孔钛复合支架（cTi），逐层缝合伤口；术后密切观察动物健康状况和运动恢复情况；按时输注抗生素，注意伤口护理及消毒；每天观察动物健康情况，详细记录动物体温、体重、伤口等情况。

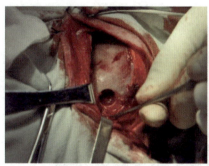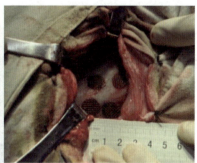

图 6-20 羊髂骨缺损模型及材料植入

将 6 只 DM 羊于术后 4 周和 12 周分两批采用心内注射过量盐酸戊巴比妥钠处死。将动物双侧髂骨取出，进行后续显微 CT 和组织学检测。

（1）显微 CT 检测。将取材后的包含支架材料的髂骨组织样本分块浸泡在 4% 中性福尔马林固定液中固定 24h。将标本置于显微 CT 扫描容器中进行骨长入分析，扫描分辨率设置为 21μm、层间距 21μm，电压为 80kV，电流为 500μA，旋转角度为 360°，曝光时间为 1200ms。扫描获得的 CT 图像使用系统自带软件（Microview ABA 2.1.2，通用词）进行三维影像重建。选择骨组织阈值为 2000，钛合金材料阈值为 4600，计算新生骨体积占支架内孔隙总体积百分比（bone volume/pore volume，BV/PV），分析对比两种支架内骨长入的情况。

（2）硬组织切片观察。将样本使用 10% 的福尔马林溶液固定 14d 后放入梯度乙醇溶液（80%～100%）中进行脱水处理。在使用甲基丙烯酸甲酯包埋后，使用硬组织切片机进行切片，厚度为 200～300μm。将切片压在玻璃板下过夜，使其平展后用胶水贴于有机玻璃载玻片上。将贴好的切片研磨、抛光至厚为 100～150μm，用苦味酸-酸性品红染色。使用 Leica LA 全自动研究显微镜观察,用 Penguin 600CL 图像采集系统取图。对图像进行组织形态计量学分析,通过计算骨体积分数(新生骨区域/支架内部孔隙总面积)和观察骨组织与材料结合程度评价骨长入和骨整合效果。

(3)荧光标记检测。术后 3 周以 10mg/kg 体重标准肌肉注射钙黄绿素;6 周以 32mg/kg 体重标准肌肉注射氧四环素;9 周以 30mg/kg 体重标准肌肉注射茜素红。使用 Leica LA 全自动研究显微镜观察荧光标记情况,反映不同时间点的成骨进程。使用 Image-Pro Plus 软件通过测定条带间的距离来分析骨矿化沉积率(mineralization apposition rate,MAR)。

(4)Micro-CT 检测结果。植入 4 周和 12 周时,使用显微 CT 分析两种支架材料内新生骨的长入情况。代表性的显微 CT 图片(图 6-21)为支架纵轴上中心位置取出的横断区域,蓝色为钛合金材料,白色为新生骨质。术后 4 周时,Ti 和 cTi 均开始与宿主骨发生整合,两种支架内新生骨量差异不大,无统计学意义($P>0.05$)。12 周时,cTi 表现出了更多量的新骨长入,cTi 组的 BV/PV 值($36.8\pm3.8\%$)显著高于 Ti 组($11.3\pm1.3\%$,$P<0.05$),如图 6-22 所示。

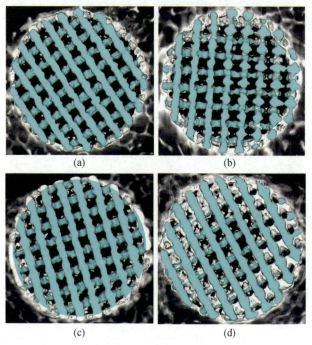

图 6-21 4 周和 12 周时代表性的显微 CT 重建图像

(a)Ti,4 周; (b)Ti,12 周; (c)cTi,4 周; (d)cTi,12 周。

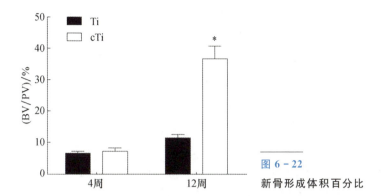

图 6 - 22 新骨形成体积百分比

(5)组织学检测结果。为了更好地评价两种支架材料植入后与宿主组织的反应以及骨整合的进程,使用组织学 V-G 染色(图 6-23)及组织形态计量学检测(图 6-24)对植入 4 周和 12 周时材料内部的新生骨组织面积进行评估。

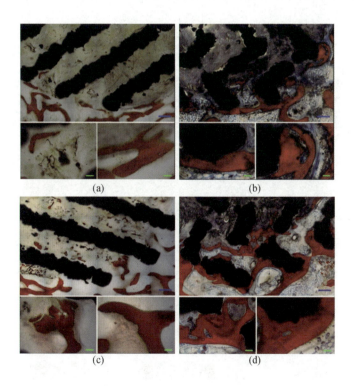

图 6 - 23　4 周和 12 周时对材料内新生骨进行 V-G 染色的组织学图片(红色为新生骨组织,黑色为钛合金支架材料;蓝色标尺:500μm,绿色标尺:100μm)

(a)Ti,4 周;(b)Ti,12 周;(c)cTi,4 周;(d)cTi,12 周。

在两个时间点均未见异物反应发生，植入 4 周时，可见极少量的红色新生骨组织长入 Ti 内部，同样少量的新骨组织长入 cTi 内部。植入 12 周时，Ti 中可见一定数量的新生骨长入，但是大多集中在支架外缘区域，并且新生骨质与材料结合不十分紧密，材料内部区域被大量的深蓝色纤维组织占据。相比之下，cTi 组中较多量的新生骨组织沿材料孔隙长入并形成骨性连接，骨质与材料结合紧密，而纤维组织长入量较少。组织形态计量学分析显示（图 6-24）：4 周时，Ti 组骨体积分数（$3.0\pm0.5\%$）与 cTi 组（$4.1\pm0.7\%$）无统计学意义（$P>0.05$）。12 周时，cTi 组骨体积分数（$27.6\pm2.3\%$）显著高于 Ti 组（$16.2\pm1.8\%$），具有统计学意义（$P<0.05$）。

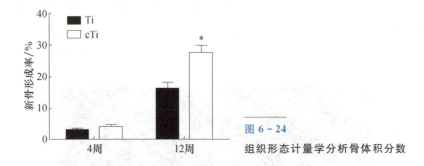

图 6-24 组织形态计量学分析骨体积分数

上述结果表明：CS/HA 复合材料在 DM 动物中具有良好的促进骨长入和骨整合的能力。

(6) 荧光标记检测结果。3 周、6 周、9 周时分别使用钙黄绿素、四环素、茜素红标记新生骨组织，如图 6-25 所示。计算 MAR 结果显示：cTi 组的 MAR 在 3~6 周之间（$0.99\pm0.10\,\mu m/d$）和 6~9 周之间（$0.77\pm0.09\,\mu m/d$）均

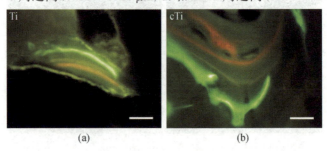

图 6-25 12 周时各组代表性的荧光标记组织学图片（绿色：钙黄绿素，黄色：四环素，红色：茜素红；标尺：20μm）
(a) Ti；(b) cTi。

显著高于 Ti 组(3~6 周：0.39±0.04 μm/d，6~9 周：0.17±0.02 μm/d，$P<0.05$)，如图 6-26 所示。

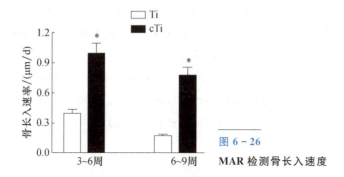

图 6-26 MAR 检测骨长入速度

研究表明，多孔钛/壳聚糖/生物陶瓷支架表现出了更加优异的生物活性和骨键合能力，逆转了糖尿病导致的多孔钛骨整合异常。

参考文献

[1] KOKUBO T,TAKADAMA H. How useful is SBF in predicting in vivo bone bioactivity[J]. Biomaterials,2006,27：2907-2915.

[2] NEBE J B,MULLER L,LUTHEN F,et al. Osteoblast response to biomimetically altered titanium surfaces[J]. Acta Biomaterialia,2008,4：1985-1995.

[3] LORD M S,FOSS M,BESENBACHER F. Influence of nanoscale surface topography on protein adsorption and cellular response[J]. Nano Today,2010, 5：66-78.

[4] LECLERC A,TREMBLAY D,HADJIANTONIOU S,et al. Three dimensional spatial separation of cells in response to microtopography[J]. Biomaterials, 2013,34：8097-8104.

[5] SJOSTROM T,BRYDONE A S,MEEK R M D,et al. Titanium nanofeaturing for enhanced bioactivity of implanted orthopedic and dental devices[J]. Nanomedicine,2013,8(1)：89-104.

[6] TEJERO R,ANITUA E,ORIVE G. Towards the biomimetic implant surface：Biopolymers on titanium-based implants for bone regeneration[J]. Progress in Polymer Science,2014,39(7)：1406-1447.

[7] LI X,WANG C T,WANG L,et al. Fabrication of Bioactive Titanium with

Controlled Porous Structure and Cell Culture in Vitro[J]. Rare Metal Materials and Engineering,2010,39(10):1697-1701.

[8] LI X,FENG Y F,WANG C T,et al. Evaluation of Biological Properties of Electron Beam Melted Ti-6Al-4V Implant with Biomimetic Coating in Vitro and In Vivo[J]. PloS one,2012,7(12):e52049

[9] LI X,LUO Y,WANG C T. Preparation and characterization of porous Ti-6Al-4V/alginate hybrid implant by combination of electron beam melting and freeze-drying[J]. Materials Letters,2012,81:23-26.

第 7 章
多孔结构椎间融合器设计

7.1 椎间融合器概述

7.1.1 椎间融合器的诞生

脊柱融合是脊柱外科应用最广泛的技术之一，主要通过建立脊柱即刻稳定以及植入物骨生成、骨诱导、骨传导作用来促进脊柱骨性融合。20 世纪 50 年代，R. B. Cloward 首先提出后路腰椎融合术（PLIF），该技术发展成为当今脊柱外科基本术式之一。椎间融合手术已被公认对于创伤、退行性病变、畸形、肿瘤等疾病有较好疗效。单纯的后路腰椎融合有很大的弊病，为了促进脊柱融合，R. B. Cloward 等在 20 世纪 50 年代相继提出在椎管减压后椎体间植骨的设想，并应用于临床。在随后的临床应用中，单纯椎间植骨暴露出不少缺陷：①椎体不融合率高且易形成假关节；②S. Dennis 等认为几乎 100%的患者有术后椎间隙高度丢失，不能从根本上解决根管狭窄，小关节承受异常应力等问题。

为了克服这些不足之处，1979 年 G. W. Bagby 将一不锈钢中空带孔柱状体代替髂骨块用于马的颈椎椎间融合术，称 Bagby 笼（Bagby basket），获得了 88%的融合率。1983 年 G. W. Bagby 与 S. Kuslich 合作用于人的腰椎椎间融合器，并增加了表面螺纹，使用钛合金材料，即为椎间融合器 BAK (Bagby and Kuslich)，术后证实达到了较好的融合效果。

此后，椎间融合器（interbody fusion cage，简称 Cage）在椎间融合术中的应用逐渐增多，其应用能维持椎间隙的高度、恢复前中柱的支撑、增加椎间孔容量、解除神经根受压、防止椎间隙塌陷及假关节的形成。

椎间融合器是继椎弓根内固定后的重要进步。生理上 80%的脊柱负荷由椎间盘传递，单纯后路椎弓根内固定时，负荷完全由后方结构传递，可能导致内固定失败，如断钉和螺钉切割椎弓根移位。对伴骨质疏松的患者或需矫正维持畸形（滑椎、后凸、侧弯）的患者来说，椎间融合器尤为重要。单独使用融合器时，融合器可能陷入椎体或移位，故多与后路内固定联合应用。使用椎间融合器后，后路内固定的要求降低，部分椎间融合器普通病例可不用椎弓根内固定，用简单的经椎板的关节突螺钉固定即可。目前，利用椎间融合器实现椎间融合已成为治疗腰椎不稳、腰椎管狭窄、退变性椎体滑脱、退变性脊柱侧弯、假关节及退变性椎间盘疾病等颈部、胸腰部、腰部疾病的主要手段。椎间融合器基本结构类型及适用部位如图 7-1 所示。

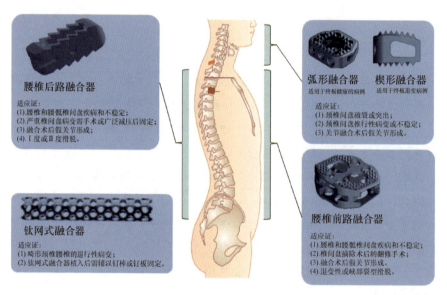

图 7-1　椎间融合器基本类型与适用部位

7.1.2　椎间融合器的设计原理

椎间融合器的设计原理来源于 G. W. Bagby 提出的撑开－压缩稳定（distraction－compression stabilization）效应。D. S. Brodke 等也通过试验证实 Cage 的稳定性主要来源于获得的撑开－压缩效应和界面负荷均分作用，即在植入椎间融合器后，撑开力能够使融合节段的肌肉、纤维环和前后纵韧带处于持续张力状态下，使融合节段和融合器达到三维超静力学固定，同时其上下螺纹能够旋入上下终板，起自稳作用。椎间融合器具有良好的解剖学支架功能：一方面，通过恢复椎间隙的高度，以恢复脊柱前、中柱的应力及稳定，恢复、维持、稳定脊柱固有生理凸起，扩大椎间孔，缓解神经根的受压。椎间隙高度的恢复可以间接地复张由于椎间隙高度的丢失而致折叠的黄韧带和被压缩的纤维环，使中央椎管的狭窄得到明显的改善，增加椎管前后径，减轻原有椎管内占位。另一方面，Cage 还可以为脊柱提供即刻和早期的融合稳定性，能够通过撑开－压缩所产生的作用力与反作用力获得抗剪切、旋转效应。Cage 的中空结构为其内的松质骨的融合提供良好的力学环境，从而达到界面永久融合的目的。

7.1.3 常见椎间融合器类型

常见的椎间融合器按照形状分类可分为螺纹形、矩形和垂直环形三种，其制造材料通常有钛合金、聚醚醚酮（poly ethere ther ketone，PEEK）、碳纤维等。

1. 螺纹形融合器

以 BAK 及螺纹式笼状固定器(TFC)为代表的钛合金带螺纹水平圆柱形椎间融合器(图 7－2)作为最早应用于临床的椎间融合装置，得到了广泛的应用并取得了确切的疗效。1992 年 S. D. Kuslich 和 J. D. Dowdle 分别实施了第一例人的后路和前路 BAK 融合术，植入后，Cage 表面的螺纹可咬合上下终板，达到自稳。纤维环、前后纵韧带由于被撑开，处于张力状态，形成"撑开－压缩张力带"效应，从而维持 Cage 的稳定和椎间隙的高度。尽管螺纹形融合器的疗效已得到证实，但是在长期的临床使用过程中也发现了很多问题：①融合器表面的螺纹对椎板的切割导致终板破坏，且融合器与终板接触面积小，局部压强增大，易引起下沉；②圆柱形椎间融合器上预留的孔较小，孔内填充的植骨材料与上下椎体终板之间的接触面积有限，降低了融合率；③与矩形融合器比较，撑开相同的椎间隙高度，需植入直径更大的圆柱形椎间融合器，在植入过程中，需切除更多的椎板及小关节，导致后方结构大量损伤，破坏了稳定性，占用了更多的椎间隙空间，使得能够植入碎骨块的空间有限，降低融合效果。并且植入大号的融合器的过程中，必然对神经根及硬膜的牵拉增多，导致损伤的风险增大。

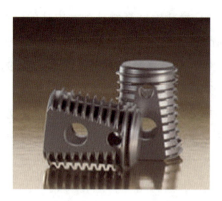
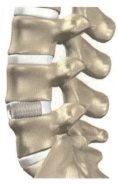

图 7-2　螺纹形椎间融合器

2. 矩形融合器

矩形融合器近年来研究及应用较为广泛。常见的设计为长方形或子弹头形，中空上下两端及侧面均有大孔，与椎体接触的一面两边有齿状设计防止其从间隙内脱出。框架结构在力学上起到支撑功能，中空部分置入的自体松质骨则有优于皮质骨的融合作用。其中，最具代表性的是聚醚醚酮融合器（polyetheretherketone‑cage，PEEK‑cage），如图 7-3 所示。PEEK 材料是一种人工合成的、高性能的、线形的芳香族、半水晶样多聚体。可透过 X 线，也可选用 CT 和 MRI 检查，弹性模量接近人体皮质骨，应力遮挡小。它具有抗腐蚀性，较好的生物相容性，以及融合率高等优点，是目前国外应用最广的融合器，但在临床使用中也暴露出一些问题，例如，融合器松动、神经根损伤、融合器塌陷、椎间隙及椎间孔高度减小、椎间不融合等。

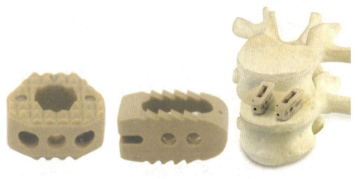

图 7-3　PEEK 椎间融合器

碳纤维椎间融合器是 1991 年 J. W. Brantigan 和 A. D. Steffee 根据三面皮质骨结构设计并应用于后路腰椎融合术的矩形融合器(Brantigan I/F‑cage，简称 I/Fcage)。碳纤维材料的弹性模量接近人体皮质骨，应力遮挡较小，能有效恢复脊椎生理弯曲。其上下表面的棘状凸起可有效防止 Cage 的滑移。其突出的优点是透光性好，前后缘镶有钛珠，可透过普通 X 射线准确清晰地观察植骨融合情况。碳纤维椎间融合器应用于临床取得了较好的临床效果。但碳纤维材料容易造成关节内感染、滑膜炎、淋巴扩散，且脆性大，容易造成融合器装置破坏，引起组织学反应。

矩形钛合金椎间融合器(图 7‑4)在临床上也广泛使用，并取得了较好临床效果。但也暴露出较多问题：不能从 X 光片判断内部骨融合情况，存在应力遮挡、异物感、金属结构松脱等并发症。另外，可在 CT、MRI 图像产生伪影，不利于对融合器的影像学评价，这些均限制其临床应用。

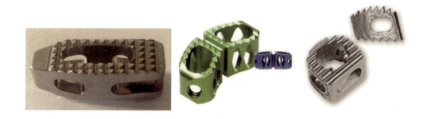

图 7‑4　矩形钛合金椎间融合器

3. 垂直环形融合器

垂直环形融合器以 Harms‑mesh 钛笼和环形 PEFK 融合器等为代表，如图 7‑5 所示。其设计开始于 20 世纪 70 年代初，主要模拟环状的自体或同种异体长骨圈的骨移植。20 世纪 90 年代由 G. Harms 设计的 Harms‑mesh 钛笼是目前应用最为广泛的融合器之一。与前两种设计不同，该型融合器是垂直放置的，可在术中根据融合需要剪切钛笼调整高度，一般应用于前路融合，并需配合前路或后路的固定。该型融合器可提供即时的脊柱前柱稳定，并能基本恢复椎间隙高度，常用于因椎体感染、结核、畸形、骨折而需实施椎体次全切除术后脊柱稳定性重建，其边缘过于锐利，植入后下沉不可避免，且有发生断裂、倾斜的可能。

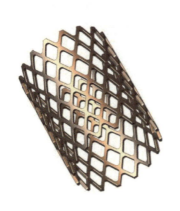
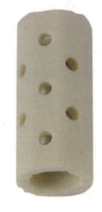

图 7-5
垂直环形融合器

除手术技术因素外，椎间融合器的结构与材料对远期疗效起着关键作用。不同手术方式加之不同椎间融合器往往意味着不同的临床效果。理想的腰椎椎间融合器应能纠正腰椎畸形，保持节段稳定直至完全融合，并提供有利融合的理想力学环境。随着随访时间的延长，目前临床上使用的各类椎间融合器都存在移位、沉降、应力遮挡、邻近部位骨吸收、迟发性炎症反应等并发症，如何使得融合器更符合人体解剖特点，真正达到"个性化"要求，也是必须考虑的问题。因此，椎间融合器的发展还有很长的路要走。未来的椎间融合器将向着更大的融合面积、更接近正常脊柱生理曲度、更方便的植入路径、更符合人体正常椎间隙解剖学形状、更好的生物相容性、更符合正常脊柱生物力学特性的方向发展。

7.2 多孔钛椎间融合器设计

7.2.1 均质多孔椎间融合器设计

因孔隙结构具有引导骨长入的优点，因此，孔隙结构的引入可以改变融合器的传统结构，如消除植骨窗。多孔结构植入物与上下终板的骨性融合，完全依靠孔隙内新骨的长入与整合，建立起牢固的生物固定。针对三种箱形椎间融合器进行多孔结构设计，如图 7-6 所示，分别为传统的 PEEK 材料椎间融合器 CAD 模型和均质仿钻石分子结构多孔椎间融合器模型，包括颈椎融合器、腰椎融合器以及腰肾形融合器。

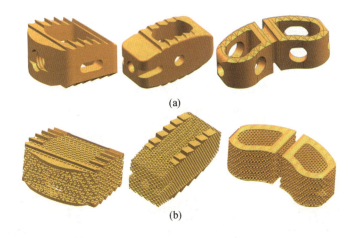

图 7-6 传统和新型多孔结构椎间融合器

(a)传统；(b)新型。

还可以采用 TPMS 孔隙模型构建均质多孔椎间融合器，如采用 G 单元模型构建孔隙率为 70% 的颈椎融合器，如图 7-7 所示，相应的数学方程为

$$\cos(2\pi x)\sin(2\pi y) + \cos(2\pi y)\sin(2\pi z) + \cos(2\pi z)\sin(2\pi x) = 0.606$$

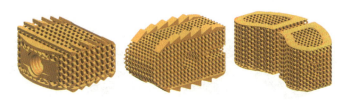

图 7-7 孔隙率为 70% 的 G 单元多孔椎间融合器模型

以孔隙率为 70% 的 D 单元孔隙模型构建多孔椎间融合器，如图 7-8 所示。相应的数学方程为：

$$\cos(2\pi x)\cos(2\pi y)\cos(2\pi z) + \sin(2\pi x)\sin(2\pi y)\sin(2\pi z) = 0.34$$

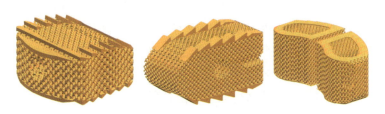

图 7-8 孔隙率为 70% 的 D 单元均质多孔椎间融合器模型

7.2.2 增强型多孔椎间融合器设计

这种均质孔隙结构的孔径均匀一致，椎间融合器的弹性模型低，能有效解决沉降等问题，但存在孔隙率高、机械强度低于皮质骨、抗疲劳能力不足等问题。因此，设计相应的微桁架作为力学承载结构，如图7-9所示，与孔隙结构进行组合，并去除融合器上下表面的齿，完全依靠新骨的快速长入，建立生物固定，实现骨性融合。

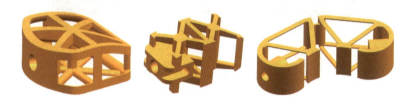

图7-9 融合器中的微桁架力学承载结构

将微桁架力学承载结构与孔隙结构进行组合设计，即可获得如图7-10所示的力学增强型多孔结构椎间融合器。

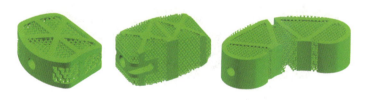

图7-10 增强型多孔结构椎间融合器

7.2.3 梯度多孔椎间融合器设计

天然骨由皮质骨和松质骨组成，其中皮质骨孔隙率较低，刚度较大，主要分布在骨骼的外部，起承载作用；松质骨孔隙率较大，刚度较小，主要分布在骨骼的内部，起传递营养物质等作用。理想的椎间融合器同样应该能模仿天然骨的形貌，即融合器边缘孔隙率低，中心区域孔隙率高。利用TPMS方程可以实现连续梯度多孔结构椎间融合器的建模。

为了使孔隙率从融合器中心到四周逐渐降低，需要在不同的位置设计不同的控制点，利用控制点对局部孔隙率进行控制。若将融合器的多孔结构区域划分为6个小区域，由内向外记作 Ω_1、Ω_2、Ω_3、Ω_4、Ω_5、Ω_6。在每个小区域内分别取一定数目的点，作为孔隙率的控制点，将控制点记作 P_{11}，P_{12}，…，P_{1n}，…，P_{61}，P_{62}，…，P_{6n}。设计每个小区间的 TPMS 方程，例如，Ω_1 中孔隙率为 80%，Ω_2 中孔隙率为 80%，Ω_3 中孔隙率为 70%，Ω_4 中孔隙率为 60%，Ω_5 中孔隙率为 50%，Ω_6 中孔隙率为 40%。每个小区间对应的 TPMS 方程为

Ω_1：$\varphi_1 = \cos(2\pi x)\sin(2\pi y) + \cos(2\pi y)\sin(2\pi z) + \cos(2\pi z)\sin(2\pi x) - 0.91$

Ω_2：$\varphi_2 = \cos(2\pi x)\sin(2\pi y) + \cos(2\pi y)\sin(2\pi z) + \cos(2\pi z)\sin(2\pi x) - 0.61$

Ω_3：$\varphi_3 = \cos(2\pi x)\sin(2\pi y) + \cos(2\pi y)\sin(2\pi z) + \cos(2\pi z)\sin(2\pi x) - 0.30$

Ω_4：$\varphi_4 = \cos(2\pi x)\sin(2\pi y) + \cos(2\pi y)\sin(2\pi z) + \cos(2\pi z)\sin(2\pi x)$

Ω_5：$\varphi_5 = \cos(2\pi x)\sin(2\pi y) + \cos(2\pi y)\sin(2\pi z) + \cos(2\pi z)\sin(2\pi x) + 0.30$

Ω_6：$\varphi_6 = \cos(2\pi x)\sin(2\pi y) + \cos(2\pi y)\sin(2\pi z) + \cos(2\pi z)\sin(2\pi x) + 0.61$

相应地，每个小区间内的结构如图 7-11 所示，相邻区间逐渐过渡，从内到外孔隙率逐渐降低。

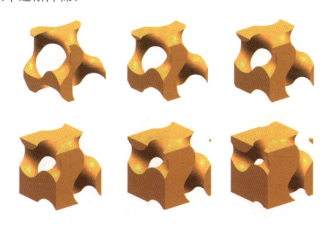

图 7-11 Ω_1 至 Ω_6 中相应的结构

利用控制点，基于空间点的反距离加权插值算法，将上述每个小区间内的子方程整合为一个完整的结构方程，即

$$\varphi = \sum_{j=1}^{6} \lambda_j \varphi_j$$

$$\varphi = \sum_{j=1}^{6} \lambda_j \varphi_j, \lambda_j = \sum_{i=1}^{N} \left(\left(\sqrt{(x - x_{ji})^2 + (y - y_{ji})^2} \right) + \varepsilon \right)^{-p} \quad (7-1)$$

式中：λ_j 为加权因子；$p = 2$；ε 为防止分母为 0 引进的一个小常数，$\varepsilon = 0.001$，φ_j 为 $\varphi_1 \sim \varphi_6$。x_{ji} 代表 P_{ji} 的坐标，其中 j 代表区间数，取值范围为

1~6，i 代表每个区间中的点，取值为 1~n。同样令曲面 $\varphi=0$ 为实体部分与孔隙部分的分界线，并且 $\varphi<0$ 为实体部分，$\varphi>0$ 为孔隙部分。

如图 7-12 所示为基于上述方法建立的 G 单元梯度多孔椎间融合器，其中融合器中心区域孔较大，孔隙率达到 80%；边缘区域孔较小，则孔隙率为 30%，从内向外孔隙率逐渐降低，整个多孔结构始终保持良好的连续过渡性。理论上讲，模仿天然骨的梯度多孔椎间融合器既能起一定的承载作用，又有利于骨细胞的迁移、增殖和分化。

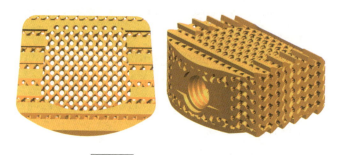

图 7-12 梯度多孔椎间融合器

在椎间融合器中加入植骨窗有利于椎体与融合器的快速融合，带植骨窗的椎间融合器如图 7-13 所示。

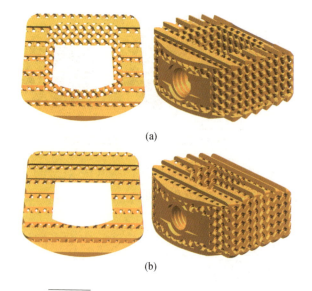

图 7-13 带植骨窗的梯度多孔椎间融合器

(a) 带植骨窗的均质多孔椎间融合器模型；(b) 带植骨窗的梯度多孔椎间融合器。

7.3 多孔钛椎间融合器力学性能有限元分析

对所有型号的增强型多孔椎间融合器进行静力学的线性应力、应变有限元仿真分析,分析方法参照标准 YY/T 0959—2014。为简化对椎间融合器的有限元分析,在分析时,将多孔结构简化为实体结构等效模型,如图 7-14 所示。

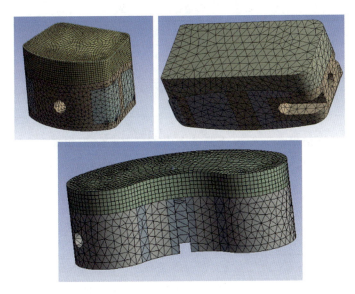

图 7-14　椎间融合器有限元网格模型

分别采用 45N、350N、400N(正常情况下颈椎、腰椎、胸椎所承受的重量)垂直载荷、45°剪切载荷以及压缩状态下施加扭矩模拟脊柱垂直压缩、剪切和扭转运动,具体加载情况见表 7-1。

表 7-1　不同椎间融合器的载荷值

项目名	垂直载荷	剪切载荷	扭矩
颈椎融合器	45N	45N	5N·m
腰椎融合器	350N	350N	—
胸椎融合器	400N	400N	—

导入模型后，选用 3D 实体单元，选用单位为 SI(mm)。模型材料属性如表 7-2 所示。截面类型定义为实体，材料特性设为各向同性。在上终板和椎间融合器之间、椎间融合器和多孔结构之间、多孔结构和上终板之间建立接触对。其中多空结构与椎间融合器之间的接触对定义为"bonded"，其余定义为"rough"。在椎间融合器下表面建立约束，对上终板施加各种工况。采用自由网格划分技术，将四面体单元进行网格划分。选择单元库为"standard"，确定二次单元(quadratic)，确定单元的特性：完全积分单元。

表 7-2 模型各部分材料属性

模型	弹性模量	泊松比
椎间融合器	3660MPa	0.4
上终板	1.95GPa	0.274
多孔结构	2900MPa	0.25

有限元分析结果，三种融合器最大应力、应变结果如表 7-3、表 7-4、表 7-5 所示。在相同载荷条件下，应力越小，应变越小，说明该椎间融合器的承载效果越好。若融合器所受应力远小于其许用应力，分析承载效果时主要分析其应变大小。

表 7-3 颈椎融合器最大应力-应变

型号	45N 正压力		45N 剪切力		45N 正压力＋5N·m 扭矩	
	应力/MPa	应变/μm	应力/MPa	应变/μm	应力/MPa	应变/μm
颈椎 5	6.282	2.97	11.029	6.45	309.6	158
颈椎 6	15.139	1.71	14.66	6.73	481.67	216
颈椎 7	1.118	0.95	4.221	5.64	448.63	233
颈椎 8	2.241	1.07	4.16	6.71	37.99	91.4
颈椎 12	0.929	1.31	4.359	11.1	39.08	139

从 45N 正压力下的应力分析，颈椎 12 应力最小，承载效果最好，颈椎 6 应力最大，承载效果最差；从 45N 剪切力下的应力分析，颈椎 8 应力最小，承载效果最好，颈椎 6 应力最大，承载效果最差；从 45N 正压力＋5N·m 扭矩下的应力分析，颈椎 8 应力最小，承载效果最好，颈椎 6 应力最大，承载效果最差。从 45N 的正压力下位移分析，颈椎 7 位移最小，承载效果最好，

颈椎 5 位移最大，承载效果最差；从 45N 剪切力下位移分析，颈椎 7 位移最小，承载效果最好，颈椎 12 位移最大，承载效果最差；从 45N 正压力＋5N·m 扭矩下位移分析，颈椎 8 位移最小，承载效果最好，颈椎 7 位移最大，承载效果最差。故综合 5 组结果分析：在 5 种型号的颈椎椎间融合器中颈椎 6 承载效果最差。

表 7-4 腰椎融合器最大应力-应变

型号	350N 正压力		350N 剪切力	
	应力/MPa	应变/μm	应力/MPa	应变/μm
22-6	7.054	4.84	14.658	1.34
22-8	6.277	5.12	11.08	1.27
22-10	6.385	6.38	13.45	1.91
22-12	6.04	7.46	14.532	2.3
26-8	5.61	4.78	29.214	1.07
26-10	8.11	4.67	53.635	1.28
26-12	11.14	5.41	71.38	1.53
26-14	10.56	6.3	57.844	1.8
32-8	4.43	3.91	7.05	0.724
32-10	3.5	3.85	8.4	1.03
32-12	4.72	4.64	7.58	1.21
32-14	3.85	5.42	10.09	1.4
36-10	3.51	3.59	5.7	0.63
36-12	2.86	3.35	5.14	0.877
36-14	2.83	3.81	5.23	1.02
36-16	2.81	4.45	5.81	1.17

在 22-X 型号腰椎间融合器中，从 350N 正压力下的应力分析，22-12 应力最小，承载效果最好，22-6 应力最大，承载效果最差；从 350N 剪切力下的应力分析，22-8 应力最小，承载效果最好，22-6 应力最大，承载效果最差。从 350N 的正压力下位移分析，22-6 位移最小，承载效果最好，22-12 位移最大，承载效果最差；从 350N 剪切力下位移分析，22-8 位移最小，承载效果最好，20-12 位移最大，承载效果最差。由于上述融合器所受应力

都远小于其许用应力，分析承载效果时主要分析其应变大小，故综合4组结果分析：在22-X型号腰椎间融合器中22-12承载效果最差，350N正压力下的最大应变和应力为7.46×10^{-6}m和6.04MPa，350N剪切力下的最大应变和应力为2.30×10^{-5}m和14.532MPa。

在型号为26-X腰椎间融合器中，从350N正压力和剪切力下的应力分析，26-8应力最小，承载效果最好；从350N正压力下的应力分析，26-12应力最大，承载效果最差；从350N剪切力下的应力分析，26-14应力最大，承载效果最差；从350N的正压力下位移分析，26-10位移最小，承载效果最好，26-14位移最大，承载效果最差；从350N剪切力下位移分析，26-8位移最小，承载效果最好，26-14位移最大，承载效果最差。综合4组结果分析：在型号为26-X腰椎间融合器中26-14承载效果最差，350N正压力下的最大应变和应力为6.30×10^{-6}m和10.56MPa，350N剪切应力下的最大应变和应力为1.80×10^{-5}m和57.844MPa。

在32-X型号腰椎间融合器中，从350N正压力下的应力分析，32-10应力最小，承载效果最好，32-12应力最大，承载效果最差；从350N剪切力下的应力分析，32-8应力最小，承载效果最好，32-14应力最大，承载效果最差；从350N的正压力下位移分析，32-10位移最小，承载效果最好，32-14位移最大，承载效果最差；从350N的剪切力下位移分析，32-8位移最小，承载效果最好，32-14位移最大，承载效果最差。综合4组结果分析：在32-X型号腰椎间融合器中32-14的承载效果最差，350N正压力下的最大应变和应力为5.42×10^{-6}m和3.85MPa，350N剪切力下最大应变和应力为1.40×10^{-6}m和10.09MPa。

在36-X型号腰椎间融合器中，从350N正压力应力分析，36-14应力最小，承载效果最好，36-10应力最大，承载效果最差；从350N剪切力应力分析，36-12应力最小，承载效果最好，36-16应力最大，承载效果最差；从350N的正压力下位移分析，36-12位移最小，承载效果最好，36-16位移最大，承载效果最差；从350N的剪切力下位移分析，36-10位移最小，承载效果最好，36-16位移最大，承载效果最差。综合4组结果分析：在36-X型号腰椎间融合器中36-16的承载效果最差，350N正压力下的最大应变和应力为4.45×10^{-6}m和2.81MPa，350N剪切力下的最大应变和应力为1.17×10^{-5}m和5.81MPa。

综合对比 4 种模型的应力 - 应变结果，在 350N 的正压力和剪切力下，均为 22 - 12 应变最大；在 350N 的正压力下，26 - 12 的应力最大；在 350N 的剪切力下，26 - 14 的应力最大。由于 26 - 12 和 26 - 14 的最大应力均远小于其许用应力，故因优先考虑最大应变，得到 22 - 12 承载效果最差。综合分析：型号为 22 - 12 的腰椎融合器是最差的承载模型，350N 正压力下的最大应变和应力为 7.46×10^{-6} m 和 6.04MPa，350N 剪切力下的最大应变和应力为 2.30×10^{-6} m 和 14.53MPa。

表 7 - 5　腰肾形融合器最大应力-应变

型号	400N 正压力		400N 剪切压力	
	应力/MPa	应变/μm	应力/MPa	应变/μm
腰肾形 7	6.861	4.07	23.231	29.5
腰肾形 9	6.99	4.95	34.413	40.5
腰肾形 11	7.057	6	37.102	56.4
腰肾形 13	6.99	7.01	42.632	74.5

从 400N 正压力下的应力分析，腰肾形 7 应力最小，承载效果最好，腰肾形 13 应力最大，承载效果最差；从 400N 剪切力下的应力分析，腰肾形 7 应力最小，承载效果最好，腰肾形 13 应力最大，承载效果最差。从 400N 的正压力下位移分析，腰肾形 7 位移最小，承载效果最好，腰肾形 13 位移最大，承载效果最差；从 400N 剪切力下位移分析，腰肾形 7 位移最小，承载效果最好，腰肾形 13 位移最大，承载效果最差。综合 4 组结果分析：在 4 种型号的腰肾形椎间融合器中腰肾形 13 承载效果最差。

7.4　梯度多孔钛椎间融合器生物学评价

羊的颈椎与人类颈椎相似度高，羊的颈椎是作为椎间融合器植入试验的良好模型，已被相关研究所证实，故选取山羊为椎间融合器生物学性能评价的试验动物。选取年龄在 18 个月左右，体重 25~30kg 的雌性白山羊 8 只，将 8 只白山羊按每组 2 只随机分为 4 组，分别为对照组、试验组 1~3，并植入不同类型的椎间融合器，如图 7 - 15 所示。每只羊拟植入椎间融合器的部位为颈 4 与 5 及颈5与6椎间隙，即2枚/只，同一只羊只植入同一种类型的椎间融合器。术后3个月，取颈椎2至6节，进行生物力学和组织学相关检查。

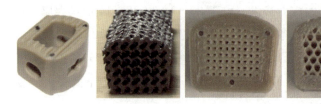

图7-15　植入羊颈椎的不同类型椎间融合器

试验中，对照组为传统PEEK材料椎间融合器；试验组1为SLM梯度多孔钛椎间融合器；试验组2为3D打印正交结构多孔PEEK椎间融合器；试验组3为3D打印蜂窝结构多孔PEEK椎间融合器。

白山羊在手术前均禁食36h，禁水12h。麻醉药品为陆眠宁与苏泰，按1∶4混合，采用肌肉注射诱导麻醉，剂量标准为0.1mL/kg；静脉滴注维持麻醉时稀释10倍；鹿醒宁用于拮抗麻醉及催醒。麻醉后，将白山羊颈部备皮，仰卧位固定于动物手术台上，颈部下方垫小枕，自然后伸，手术区域皮肤用碘尔康消毒，铺无菌手术巾单。在拟手术部位的颈前右侧做纵形切口，依次切开皮肤、皮下组织，游离皮下间隙，使用电刀切开及钝性分离相结合的方法，逐层分离肌肉、筋膜，用拉钩将气管、食管向一侧拉开，显露颈4～6椎体及相应椎间盘的前缘。于颈4、颈5椎体前方各固定一枚撑开钉，用Caspar撑开器撑开颈4与5椎间隙，以尖刀、髓核钳等切除并取出椎间盘组织，用刮刀刮除上下软骨终板，以冲击式咬骨钳咬除部分骨质，便于植入椎间融合器。在颈4与5椎间隙植入目标椎间融合器一枚，取出颈4椎体撑开钉，同法处理颈5与6椎间隙。去除Caspar撑开器及撑开钉，用三关节咬骨钳咬除颈4～6椎体前缘部分骨组织，取合适长度的钛板，预弯后，固定于颈4～6椎体前壁，拧入螺钉并锁定。用双氧水及大量生理盐水冲洗手术区域，检查创腔无明显出血点，逐层缝合筋膜、肌肉、皮下组织、皮肤，无菌包扎，术毕。手术过程如图7-16所示。术后3个月对动物实施安乐死，并收获C2至C6颈椎。

手术完成后3个月，分别对8只山羊进行颈部X线和螺旋CT检查，采集相关影像学数据。随后采用过量注射麻醉药品的方法对所有白山羊实施安乐死，将山羊颈椎连同周围肌肉等一起取出，取材时主要保留颈2～6椎体节

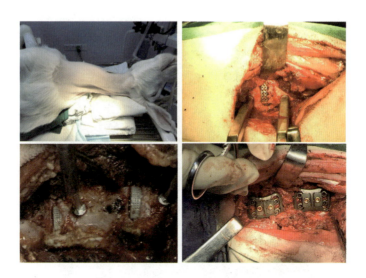

图 7-16　植入椎间融合器手术过程

段的完整。取出标本后,对其做初步处理,谨慎去除周围肌肉,注意保护相关节段的脊椎、韧带、内植物,放置于低温保存。

进行生物力学测试前,将标本放置在室温下解冻。将颈椎包埋固定好后,用生物力学试验机测试山羊颈 4 与 5、颈 5 与 6 节段的屈伸、左右侧弯、左右旋转 6 个方向的运动角位移参数的运动范围(range of motion,ROM),并进行统计学分析,比较内固定节段的稳定性。随后对标本进行 Micro-CT 扫描,获取内固定节段的影像学数据,并利用软件计算出骨体积分数(BV/TV)、骨密度(bone mineral density,BMD)、骨小梁分离度(trabecular separation/spacing,Tb. Sp)等数据,初步评价骨融合的效果。

1. 羊颈椎生物力学测试

采用静态试验,分别测量目标节段椎间隙的屈伸、左右侧弯、左右旋转 6 个方向的运动角位移参数的运动范围,并根据 ROM 和载荷曲线判断中性区、弹性区。屈伸、左右侧弯原理为在颈椎一端施加力矩或以很低角速度(主动驱动型专用夹具)加载,用拉扭复合生物力学试验机施加轴载荷,加载示意图和测试设备如图 7-17 所示。在目标节段椎间隙上下颈椎骨组织上安装定位支架和定位标记,用红外光学导航定位系统测量相应颈椎的位移。左右旋转采用扭转试验机的扭转加载扭矩,并光学定位测量位移。

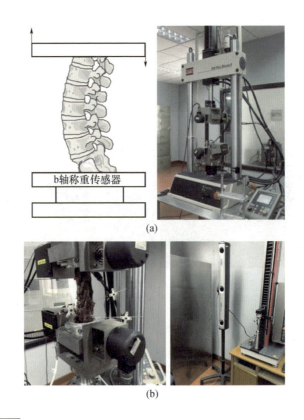

图 7-17　羊颈椎标本生物力学测试示意图及设备、运动范围测试设备

(a)羊颈椎标本生物力学测试；(b)羊颈椎标本运动范围测试。

2. 生物力学测试结果

术后 3 个月试验组 1 的屈伸、左右侧弯、左右旋转的 ROM 值(分别为 3.34°±0.35°、2.70°±0.05°、3.00°±0.17°)均显著小于对照组(分别为 5.77°±0.2°、7.60°±0.27°、6.54°±0.24°)，差异有统计学意义。试验组 2 相应的屈伸、左右侧弯、左右旋转的 ROM 值(分别为 12.15°±0.24°、13.85°±0.28°、8.01°±0.20°)均显著大于对照组，差异有统计学意义。试验组 3 相应的屈伸、左右侧弯、左右旋转的 ROM 值(分别为 9.40°±0.43°、11.10°±0.35°、10.65°±0.21°)均显著大于对照组，差异有统计学意义。测试结果表明，梯度多孔钛融合器的术后稳定性更高。

3. 羊颈椎标本显微 CT 扫描

将标本预处理后，放入显微 CT(型号：SCANCO μCT-100)进行扫描。扫描参数：电压为 90kV，电流为 200μA，分辨率为 60μm，曝光时间为 300ms。显微 CT 扫描能够提供几何信息和结构信息。前者包括样品的尺寸、体积和各点的空间坐标，后者包括样品的衰减值、密度和多孔性等材料学信息。此外，SCANCO μCT-100 所具有的有限元分析功能，还能够提供受检材料的弹性模量等生物力学参数。利用分析软件（Evaluation V6.5-3 软件）进行图像的二维处理、三维处理，进行骨体积分数、骨密度、骨小梁分离度等数据分析。

术后 3 个月的羊颈椎标本 X 射线及 CT 影像显示，对照组椎间隙在融合器中央植骨窗处形成了明显的骨桥；试验组 1 的多孔钛合金融合器的上下骨接触面及内部孔隙部位均有较高密度骨组织形成；而试验组 2、试验组 3 这两种多孔结构 PEEK 材料融合器则表现为植入区域较均匀的密度增高，意味着骨组织长入了融合器的孔隙。

显微 CT 扫描结果显示，试验组 1 BV/TV 值为 32.22%，大于对照组 BV/TV 值(27.00%)；试验组 2 BV/TV 值为 9.65%，小于对照组 BV/TV 值；试验组 3 BV/TV 值为 13.12%，小于对照组 BV/TV 值。试验组 1 (BMD)值为 1065.62mg/mL，大于对照组 BMD 值(670.18mg/mL)；试验组 2 BMD 值为 600.54mg/mL，小于对照组 BMD 值；试验组 3 BMD 值为 569.62mg/mL，小于对照组 BMD 值。颈椎标本横断面扫描结果如图 7-18 所示，矢状面扫描结果如图 7-19 所示。

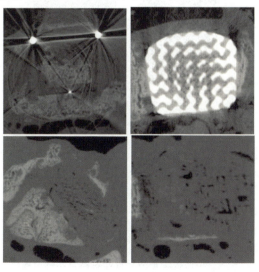

图 7-18　羊颈椎表面横断面显微 CT 扫描结果

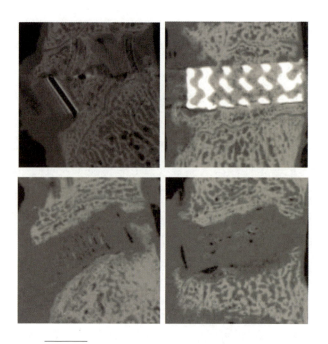

图 7-19 羊颈椎表面矢状面显微 CT 扫描结果

不同类型椎间融合器的骨融合三维重建模型如图 7-20 所示。

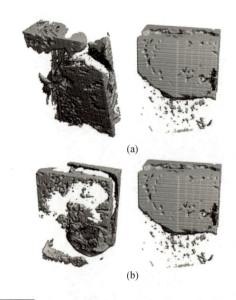

图 7-20 不同类型椎间融合器骨融合三维重建模型

(a) 多孔钛融合器骨融合三维重建模型；(b) PEEK 融合器骨融合三维重建模型。

对羊颈椎标本的影像学分析表明，试验组 1 是 SLM 梯度多孔钛椎间融合器，其骨融合效果优于对照组传统 PEEK 材料椎间融合器，梯度多孔钛利于成骨细胞的黏附生长，同时有效地降低了融合器弹性模量，在术后 3 个月的影像学上并未显示出植入物沉降现象。试验组 2 和试验组 3 是 3D 打印多孔 PEEK 椎间融合器，骨融合效果均比对照组差，表明如果材料本身缺乏优异的骨结合能力，仅靠孔隙结构引导骨长入，建立骨融合的效果不佳。

参考文献

[1] 朱康平,祝建雯,曲恒磊. 国外生物医用钛合金的发展现状[J]. 稀有金属材料与工程,2012,41(11):2058 - 2063.

[2] SHIM I K,CHUNG H J,MI R J,et al. Biofunctional porous anodized titanium implants for enhanced bone regeneration[J]. Journal of Biomedical Materials Research Part A,2014,102(10):3639 - 3648.

[3] 张保华,张小农. 纳米结构钛的生物力学性能研究[J]. 医用生物力学,2007,22(3):282 - 286.

[4] ARABNEJAD S,JOHNSTON R B,PURA J A,et al. High-strength porous biomaterials for bone replacement:A strategy to assess the interplay between cell morphology,mechanical properties,bone ingrowth and manufacturing constraints[J]. Plos One,2015,10(8):345 - 356.

[5] 周晓璐,李伟,张帅,等. 生物医用多孔钛及钛合金制备技术的研究现状[J]. 材料研究与应用,2015,9(1):6 - 10.

[6] YANG H L,XU H,WU Y K,et al. Methods of Porous Biomedical Material Fabrication[J]. Advanced Materials Research,2013,750 - 752(750 - 752):1468 - 1471.

[7] CELIKER T. Rapid metal tooling[J]. Rapid Prototyping Journal,2013,1(3):32 - 42.

[8] 李祥,王成焘. 快速成形技术制造组织工程支架研究进展[J]. 生物工程学报,2008,24(8):1321 - 1326.

[9] WEI S,STARLY B,DARLING A,et al. Computer-aided tissue engineering:application to biomimetic modelling and design of tissue scaffolds[J]. Biotechnology & Applied Biochemistry,2013,39(1):49 - 58.

[10] 王燎,戴尅戎. 骨科个体化治疗与 3D 打印技术[J]. 医用生物力学,2014,29(3):193-198.

[11] SING S L,JIA A,YEONG W Y,et al. Laser and electron-beam powder-bed additive manufacturing of metallic implants: A review on processes,materials and designs[J]. Journal of Orthopaedic Research,2015,34(3):369-385.

[12] 李祥,王成焘,张文光,等. 多孔 Ti-6Al-4V 植入物电子束制备及其力学性能[J]. 上海交通大学学报,2009(12):1946-1949.

[13] MURR L E,GAYTAN S M. 10.06 - Electron Beam Melting[J]. Comprehensive Materials Processing,2014,117(86):135-161.

[14] 张晓博,党新安,杨立军. 选择性激光熔化成形过程的球化反应研究[J]. 激光与光电子学进展,2014(6):127-132.

[15] ATTAR H,CALIN M,ZHANG L C,et al. Manufacture by selective laser melting and mechanical behavior of commercially pure titanium[J]. Materials Science & Engineering A,2014,593(2):170-177.

[16] 金韬,郝林,李远,等. 人工间置型假体置换治疗长骨骨干恶性肿瘤(附 4 例报告)[J]. 中国骨科临床与基础研究杂志,2011,03(4):267-271.

[17] 毛震扬,郝永强,毛远青,等. 人工节段型骨干假体重建治疗肱骨骨干肿瘤[J]. 国际骨科学杂志,2014,35(1):53-56.

[18] CLOWARD R B. The treatment of ruptured lumbar intervertebral discs by vertebral body fusion[J]. J Neurosurg,1953,10:154-168.

[19] DENNIS S,WATKINS R,LANDAKER S,et al. Comparison of disc space heights after anterior lumbar interbody fusion[J]. Spine,1989,14(8):876-878.

[20] KUSLICH S D,BAGBY G. The BAK interbody fusion system: early clinical results of treatment for chronic low back pain [C]. 8th. NASS Annual Meeting,San Diego,USA,1993,175-176.

[21] BAGBY G W. Arthrodesis by the distraction - compression method using a stainless steel implant[J]. Orthopedics,1988,11(6):931-934.

[22] BRODKE D S,Dick J C,Kunz D N,et al. Posterior lumbar interbody fusion,A biomechanical comparison,including a new threaded cage[J]. Spine,1997,22(1):26-31.

[23] AMES C P,Acosta F L,John C,et al. Biomechanical comparison of posterior

lumbar interbody fusion and transforaminal lumbar interbody fusion performed at 1 and 2 levels[J]. Spine,2005,30(19):E562-566.

[24] 昌耘冰,徐达传,尹庆水. 椎间融合器的研究进展[J]. 中国临床解剖学杂志,2003,05:044.

[25] GOEL V K,MONROE B T,GILBERTSON L G,et al. Interlaminar shear stresses and laminae separation in a disc, Finite element analysis of the L3-L4 motion segment subjected to axial compressive loads[J]. Spine,1995,20:689-698.

[26] 马金梁,汪洋,黄帆,等. 部分可吸收椎间融合器的设计及有限元分析[J]. Academic Journal of Second Military Medical University,2012,33,(8):837-841

[27] POLIKEIT A,FERGUSON S J,NOLTE L P,et al. Factors influencing stresses in the lumbar spine after the insertion of intervertebral cages:finite element analysis[J]. European Spine Journal,2003,12(4):413-420.

[28] SHIRAZI-ADL S A,SHRIVASTAVA S C,AHMED A M. Stress analysis ofthe lumbar disc-body unit in compression[J]. A three-dimensional nonlinear finite element study,1984,Spine 9:120-134

第 8 章
个性化骨科植入物设计与临床应用

8.1 个性化口腔颌面修复体设计

8.1.1 个性化下颌骨修复体设计

本案例采用的 CT 图像数据由上海交通大学医学院附属第九人民医院提供，采用螺旋 CT 技术对患者进行横断层连续扫描，最终得到 288 层图像，以医学数字成像和通信标准（DICOM）文件进行储存。通过这个标准文件，即可完成影像数据在影像设备中的输入与输出。该患者在 10 年前由于肿瘤进行了下颌骨切除手术，当时是用自体骨移植的方式进行了下颌骨修复。但是，现在左边移植的下颌骨已经坏死，丧失了咬合等功能，需要再次手术。而且，由于不对称的肌肉力以及其他因素的影响，患者的左半边脸已变形，如果患者进行手术，在手术中还要给患者进行下颌骨的整形手术。

1. DICOM 文件的导入

首先将 DICOM 文件中 CT 数据导入 Mimics 软件中。为了方便之后的操作，需要根据自己的操作调整 CT 图像的方向，将方向调整为常用的主视图、上视图、左视图方向，调整后的界面如图 8-1 所示。

由于 CT 图像包含了整个头部的数据，为了加快之后的下颌骨提取操作和模型重建操作，应重新组织感兴趣的区域 CT 图像。在图 8-2 的图像组织界面中选择下颌骨所在区域的 CT 图像。至此，完成了 DICOM 文件导入操作。

2. 下颌骨轮廓的提取

DICOM 文件导入 Mimics 软件后，包含了扫描区域所有的组织数据，而

第 8 章 个性化骨科植入物设计与临床应用

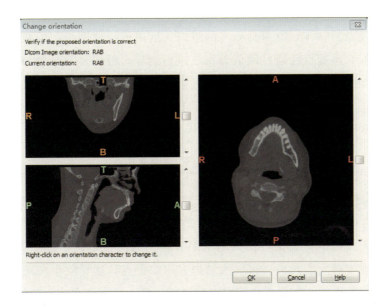

图 8-1 患者 CT 数据导入

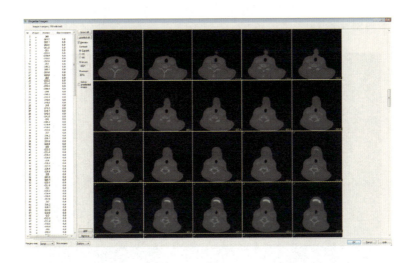

图 8-2 下颌骨区域 CT 图像选取

本节只需要其中的下颌骨骨骼数据信息，故需要先进行图形分割。采用最常用的阈值法进行分割。CT 图像中通过不同灰度等级的对比图样来表达不同组织的位置。阈值分割法就是利用 CT 图像中各个点的灰度值的不同，将灰度值属于某一特定范围的点集提取出来。对于灰度差异较大的不同组织之间，如肌肉组织与骨骼之间，用阈值法划分就能简单有效地得到所需要的区域数据。对于比较复杂的物体，当需要分离的组织灰度阈值与周围组织的灰度阈值接近或包含时，不能直接通过阈值分割法进行划分，否则分割出来的点集将会是多种组织纠缠在一起的数据。由于下颌骨与周围组织的灰度差异很大，因此，可以通过阈值划分的方法进行 CT 图像分割。人体组织灰度阈值见表 8-1。

表 8-1 成人人体组织灰度阈值

组织名称	骨骼	软组织	牙齿	肌肉	脂肪	皮肤
阈值范围	226～3071	-700～225	1200～3071	-5～135	-205～-51	-718～-177

对于灰度阈值的设定，不同的组织有不同的阈值范围。在图像分割时，如果阈值设置得太高，将会丢失大量的有用数据点，这样就不能还原出患者下颌骨的原始形状；如果将阈值设定得过低，将会留下许多多余的点（噪点），这会加大后面处理的工作量。要提取的是患者的下颌骨，根据 Mimics 软件的推荐值，将其设定为 226～3071，设置后可观察到清晰的下颌骨骨骼轮廓，即图 8-3 中绿色的区域。

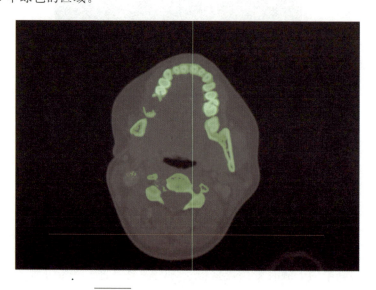

图 8-3 经过阈值划分后的 CT 图像

通过阈值划分后，划分得到的点集将存入"mask"中。

3. mask 的编辑和修改

通过阈值分割法并不能完全将下颌骨部分分离出来，它还包括了其他部位的骨骼（如头骨、脊椎等）以及一些离散的噪点等不需要的部分，因此需要对上一步得到的"mask"进行编辑修改。

首先，要去掉那些离散的噪点。由于这些噪点在之后的建模中会产生不容易被发现的体元素，会对之后的有限元分析以及制造产生影响，因此需要将其去除。在 Mimics 软件中，可通过区域增长功能去除这些噪点。该功能在软件的"segmentation"工具栏中，单击"region growing"，在下颌骨骨骼部分单击，即可去除游离的噪点，并将去除后的点集加入至新的"mask"中。

其次，需要去除其他不是下颌骨骨骼的部分，并对图层上由于与毗邻组织灰度对比度不够被误删导致的孔洞进行填补。通过"edit mask"功能可对其进行编辑，此时，需要选定合适的视角，逐层对 CT 图像进行编辑。

逐层编辑后，即可进行下颌骨的三维重建。Mimics 软件提供了不同质量的模型重构，单击界面右侧"masks"栏目右下角的"calculate 3D from mask"，在弹出的界面中，选择"optimal（最优）"，即可得到如图 8-4 所示的三维模型。

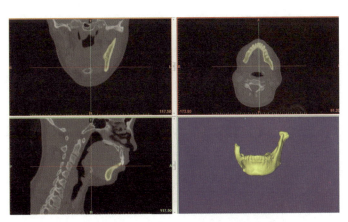

图 8-4　编辑后的"mask"以及重建的下颌骨三维模型

重建完成后，经检查没有问题，将重建的文件以 STL 格式输出。

此外，还需利用上述方法进行上颌骨模型的重建，输出上颌骨的 STL 模型文件留作以后修复体的设计中使用。

4. 患者下颌骨实体模型重建

由上一步重建得到的几何模型为 STL 格式，STL 格式的文件是由许多三角形网格组成的三维模型壳体，仅能提供模型的几何信息，因此不能应用于之后的三维软件建模和有限元分析，需要通过其他软件对得到的 STL 文件进行处理才能得到下颌骨的三维实体模型。

采用 3-Matic 软件进行下颌骨实体模型的重建。该软件是可直接对三角片网格数据（STL 文件）和点云数据（point cloud）进行操作的正向工程软件。它可直接对 STL 文件进行网格划分并得到体网格，而且与 Mimics 软件属于同一家公司，两个软件具有完善的数据接口，可减少三维模型数据文件在对应不同软件的文件格式转换过程中发生数据丢失。因此有利于建立出还原度高的下颌骨实体模型。

在 Mimics 软件工具栏中选择导入至 3-Matic，在弹出的界面中选择上一步建出的三维模型，即可将 Mimics 软件重建的三维模型导入 3-Matic 中，导入后可以看到患者真实下颌骨的样子。如图 8-5 所示，下颌骨左侧下颌支以上的骨头已完全坏死，而且还能观察到患者当时做手术时固定移植骨骼的钢丝。但该文件仅仅具有模型的面信息，主流的三维模型软件是无法操作的，故需要重建出它的实体模型。重建的思路：对模型进行面网格的划分→优化网格→由面网格生成体网格→输出通用格式三维实体模型文件。

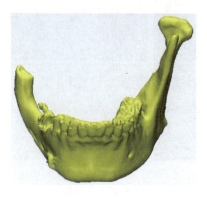

图 8-5
患者下颌骨模型

直接通过 Mimics 软件得到的模型表面有时比较粗糙，还可能有一些小的孔洞，这些缺陷将影响划分出的网格的质量，可通过"光顺（smoothing）"和"覆盖（wrap）"操作完成模型的修复。在进行光顺操作时，对于原本就存在的一些锐利的边（比如牙齿的表面）是希望保留的，而光顺操作会使其钝化。因此需要在光顺操作中设置"保留锐边(preserve sharp edges)"。另外,光顺操作会对模型产生收缩的副作用,可以通过设置补偿算法来补偿收缩的副作用。

通过优化的模型就可以直接进行网格的划分,通过"Auto Remesh"功能即可完成网格的划分。划分后依然存在质量低的网格,可通过设置形状质量阈值(shape quality threshold)进行优化。这时得到的网格只是面网格,要真正得到实体模型需要通过面网格来生成体网格,生成后的体网格如图 8-6 所示。

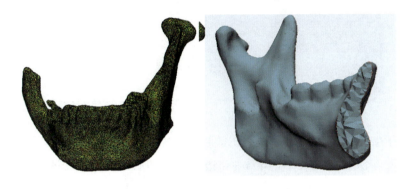

图 8-6　面网格模型和体网格模型

通过体网格的填充,原本仅有的一层外壳被实体填满。这时就建立好了患者下颌骨的实体模型。通过 3-Matic 中的文件输出(export)功能,输出 STEP 格式的文件,用于后面的假体设计。

5. 下颌骨修复体宏观外形结构设计

在得到患者下颌骨模型之后,通过三维建模软件,在该模型的基础上对患者个性化下颌骨修复体宏观外形结构进行设计。为保证患者下颌骨修复体能完全还原患者下颌骨的轮廓外形,在所有的设计操作过程中,模型相对绝对坐标系的空间位置都不能移动。采用商业化 CAD 软件(如 UG NX)进行下颌骨修复体的设计。

通过重建的患者下颌骨模型可以看到,患者下颌支以上部分由于坏死,已被机体完全吸收,而且剩余的部分也存在骨吸收现象,无法直接进行下颌骨的修复。通过与医生沟通之后,决定将之前手术接上去的骨头全部切除,从颏孔处(即倒数第三颗后槽牙处)进行切除。切除后的下颌骨模型如图 8-7 所示。

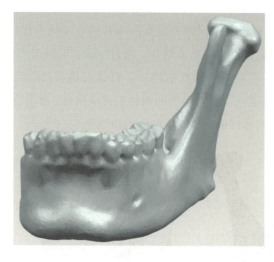

图 8-7　切除后的下颌骨模型

由于患者在左半边下颌骨失去正常形状和作用后，在咀嚼力和不平衡的肌肉力作用下，下颌骨已经变形，导致左半边脸变形，所以在进行下颌骨修复的同时还要进行整形工作。为得到患者健康完整且左右对称的下颌骨模型，可通过软件中的镜像操作实现。为保证下颌骨修复体能正确安装到患者体内，需要在镜像操作时保证下颌骨的髁突以上部分与上颌骨中的下颌窝正常配合。因此，需要导入上颌骨模型来保证镜像操作的准确性。该操作是通过旋转移动对称面来实现的，镜像出来的完整下颌骨如图 8-8 所示，其与上颌骨中的下颌窝能正常配合。

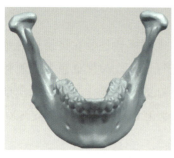 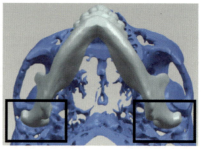

图 8-8　镜像获取的完整下颌骨模型

得到下颌骨完整模型后，即可在此基础上进行下颌骨修复体主体部分的设计。该设计要求恢复患者原来的骨骼轮廓，且具有良好的力学性能以适配身体内力学环境的需求，同时需要加入多孔结构以促进骨整合。根据医生设定的截骨位置，设计下颌骨修复体外形轮廓，如图 8-9 所示。

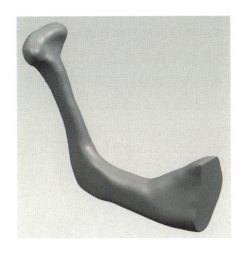

图 8-9

下颌骨修复体外形轮廓

6. 修复体接骨板的设计

在修复体植入人体后,需要将它与自然骨骼固定起来。根据医生的要求,接骨板厚度为 1.5mm,其与假体接触一端需埋在假体中,与骨骼接触端内表面要与下颌骨完全贴合,保证其在咬合力作用下不会发生折断等失效。

修复体接骨板的设计步骤如下所述。先打开截骨后的下颌骨模型,通过建立基准面、剪裁等步骤将下颌骨剪裁至剩下接骨板包裹的部位;在通过移动复制功能,将剪裁后的实体沿颌面曲面法向移动 1.5mm,经布尔运算求减后得到包裹骨骼部分的接骨板;为保证接骨板强度,需将其嵌入至多孔结构内部,通过简单草图拉伸操作与包裹骨骼部分连接,即可得到完整接骨板结构。通过对四个边角进行倒圆角,即可得到所需形状的接骨板,如图 8-10 所示。

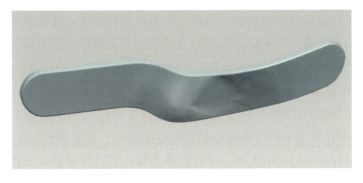

图 8-10　接骨板模型

本设计采用 M3 规格的钛钉对接骨板和修复体及下颌骨进行螺纹连接。为确定螺钉的位置，需要将修复体的模型以及下颌骨切除后的模型导入至接骨板文件中。通过软件中的拉伸操作在接骨板上打孔，孔的直径设置为 3.5mm。打好孔之后，在对接骨板边缘位置进行倒角操作，避免应力集中。整合接骨板和下颌骨修复体的模型，如图 8-11 所示。

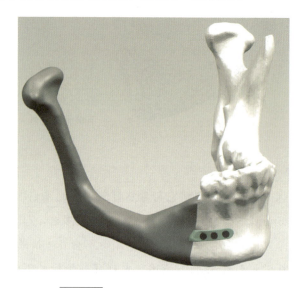

图 8-11　下颌骨修复体-接骨板模型

7. 下颌骨修复体宏微观结构一体化设计

为降低修复体的结构刚度，减轻修复体的重量，本节通过仿生学的方法，类比正常骨骼骨小梁的结构，进行梯度多孔化模型的设计。

利用 TPMS 多孔结构建模方法可以构建形状复杂的梯度多孔结构。孔隙率控制点可以根据假体结构进行选择，控制点取得越密，孔隙率控制得越准确，建模精度提高，但耗时也将增加。图 8-12 为梯度多孔下颌骨修复体模型，为得到由高孔隙率（80%）到低孔隙率（30%）的均匀平滑过渡的多孔结构，根据模型原实体文件，在 UG 中划分出 4 个孔隙率分区，分别对应 80%、50%、30%、100%。其中 50%孔隙率区域位于 80%与 30%之间，起过渡作用，100%的孔隙率分区代表该处无任何实体部分，控制着整个模型的边界。划分区域后在各个分区中选择一定数目的点作为孔隙率控制点并将点坐标导出。利用前面所述的通过控制点的多孔结构建模方法，将点坐标文件导入

"Mathematica"，由离散的控制点建立起连续的结构方程，用 RegionPlot3D 软件和 Export 函数建模并输出 STL 格式文件。为了提高建模效率和准确度，常常采用布尔运算对模型进行后处理。

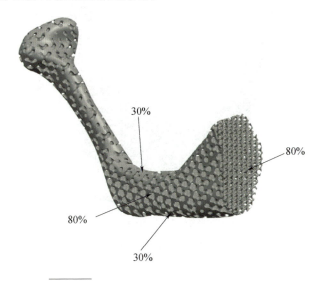

图 8 – 12　TPMS 梯度多孔下颌骨修复体模型

将此梯度多孔修复体与接骨板进行求和的布尔运算后，即可得到带有接骨板的下颌骨修复体模型。

8. 下颌骨修复体强度分析

采用 ANSYS 软件进行有限元分析对下颌骨修复体模型进行力学性能校核。先利用 Hypermesh 软件进行网格划分，再在 ANSYS Workbench 15.0 软件中进行下颌骨修复体的有限元分析，分析步骤如下。

打开 Altair HyperWorks 12.0 软件，选择"Hypermesh"界面。由于该修复体形状复杂，为了保证网格质量，选择四面体网格进行网格划分。"Hypermesh"界面中有专门划分四面体网格的模块叫"Tetramesh Process Manager"，通过它能方便快捷地指导操作人员进行自动化几何清理和网格剖分流程。在载入"Tetramesh Process Manager"后，通过导入模型，即可按照提示一步步地进行高质量的四面体网格划分，完成自动划分后，对一些容易应力集中的地方进行局部细化处理，将划分完的网格导入 ANSYS Workbench 软件中进行下一步分析。划分网格后的模型如图 8 – 13 所示。

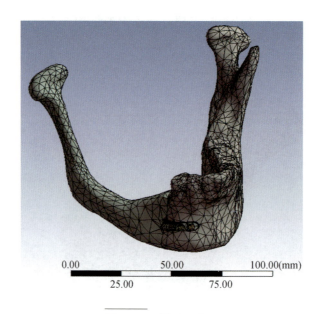

图 8-13　模型网格图

为简化模型运算速率，将多孔结构简化为弹性模量 4.72GPa、泊松比为 0.25 的等效实体结构。因此，模型材料的定义如表 8-2 所示。

表 8-2　有限元分析材料属性的定义

模型	弹性模量/GPa	泊松比
接骨板	110	0.34
多孔等效模型	4.72	0.25

通过分析，对模型建立接触对，定义多孔结构替代实体与修复体之间接触对为 bonded。对模型添加载荷，定义固定位移约束，将下颌头部分、牙齿部分定义为固定位移约束。再分别对下颌角咬肌位置施加咬合力，分别施加各 500 N 的咬合力，添加完载荷及约束条件的有限元模型如图 8-14 所示。

通过求解之后，可以得到下颌骨修复体的应力-应变云图，如图 8-15 所示。

由应力云图可知，下颌骨所受最大应力为 43.24MPa，远小于 TC4 材料的许用应力，修复体总形变仅为 0.14mm，因此，所设计的下颌骨修复体满足力学承载要求。

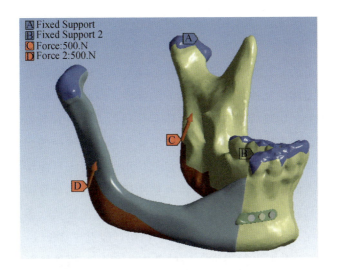

图 8-14　添加完载荷及约束的有限元模型

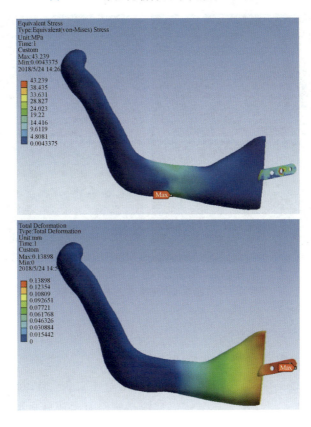

图 8-15　下颌骨修复体应力-应变云图

8.1.2 颅颌面修复体设计

本案例采用的 CT 图像数据由上海交通大学医学院附属第九人民医院提供，该患者颌面部位置长了直径为 6cm 的肿瘤，需通过手术的方式进行切除。由于该肿瘤很大，切除后很难使用自体骨移植的方式进行骨骼修复，因此需要通过移植人工植入物的方式进行患者的骨骼修复。该颅颌面修复体设计基本要求：需要具有符合患者正常骨骼解剖外形，在植入后能帮助患者还原正常容貌；在植入修复体后，要保证植入物能还原切除部分骨骼的正常生理功能；植入物需具有与正常骨骼相近的力学性能，以保证植入后避免应力遮挡等不良反应；在与骨骼接触部位应有多孔结构，能引导骨长入，形成骨整合。

根据患者 CT 数据进行三维重建的基本过程与下颌骨修复体设计案例一致，患者 CT 图像及三维重建模型如图 8-16 所示。

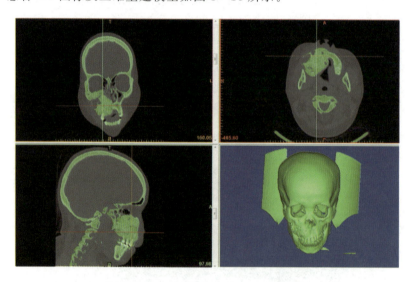

图 8-16　患者 CT 图像及三维重建模型

1. 颅颌面修复体设计流程

该颅颌面修复体的设计步骤与下颌骨修复体的设计步骤类似，通过 Mimics 软件进行三维模型重建，将重建的模型导入 3-Matic 软件中，进行实体模型的构建。根据医生手术预设切除位置，对实体模型进行模拟切除操作，切除后的骨模型如图 8-17 所示。

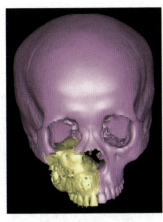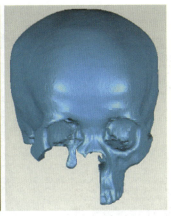

图 8-17　三维重建患者骨模型与截骨后模型(玫红色为正常骨骼,黄色为肿瘤模型)

通过在颅骨中选定标志点,对模型进行镜像操作,将健侧骨骼模型镜像到患侧,通过 CAD 模型操作,将骨缺损模型修复,修复后模型如图 8-18(a)所示。通过镂空结构减重,为验证设计的合理性,通过有限元分析软件 ANSYS 对所设计的模型进行有限元分析,并对不合理的应力应变部位进行结构优化,使其满足人体咀嚼时和面部遭遇冲击力时的力学承载要求。图 8-18(b)为优化设计得到的植入物框架结构。

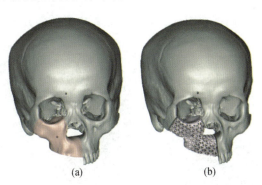

图 8-18　骨缺损修复后模型和植入物框架模型
(a)修复后模型；(b)植入物框架结构。

图 8-19 为模拟 500N 咀嚼力和 500N 冲击受力时结构的应力-应变分析。由分析结果可知,框架结构在两种受力条件下,最大应力为 26.67MPa,最大应变为 0.11mm,满足结构力学性能要求。

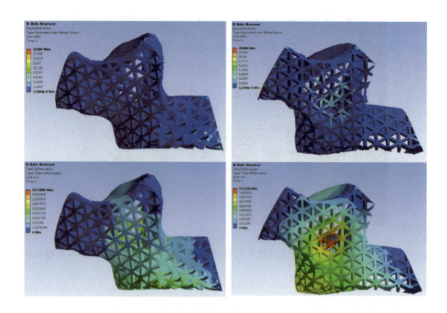

图 8-19　颅颌面修复体力学应力-应变云图

为了促进骨整合,在修复体与宿主骨接触面设计多孔结构。多孔结构的孔径为 500 μm,有利于骨细胞的长入。为保证多孔结构与镂空结构结合位置的强度,在镂空结构与多孔结构界面上加入了一层 0.2 mm 的实体结构,加入多孔结构后的修复体模型如图 8-20 所示,其中彩色部分为多孔结构。

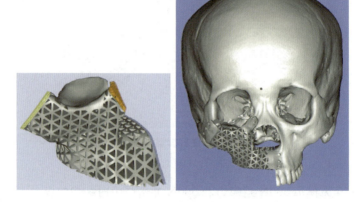

图 8-20　个性化颅颌面修复体模型

8.2 个性化脊柱类植入物设计

8.2.1 个性化椎间融合器设计

根据患者 CT 数据，通过 Mimics 软件创建患者脊柱的 CAD 模型。将患者脊柱的 CAD 模型导入 Magics 软件中，医生对 CAD 模型进行术区划分及模拟手术切除操作(图 8-21(a))，并对患者的脊柱通过旋转进行模拟矫正(图 8-21(b))，得到矫正后的脊柱模型(图 8-21(c))。

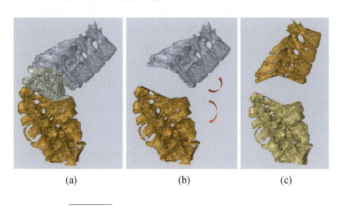

图 8-21 患者脊柱模型及模拟手术矫正
(a)术区划分；(b)旋转；(c)矫正后。

根据模拟矫正后的脊柱 CAD 模型，得到所需个性化椎间融合器与骨接触截面的特征面数据，并将面的空间信息提取出来。根据切除后剩余骨的上下表面，构建椎间融合器模型的上下表面的轮廓，得到假体的个性化原始轮廓模型(图 8-22(a))，该模型具有完全适配患者手术截取区域的个性化结构。但是该模型与骨组织的力学性能相差甚远，植入后会出现假体失效等问题。因此，需要在此轮廓模型基础上，进行生物力学性能优化。初步优化后的椎间融合器实体框架模型如图 8-22(b)所示。

为验证设计的合理性，用有限元分析软件 ANSYS 对所设计的模型进行有限元分析，并对不合理的应力应变部位进行结构优化，使其满足人体正常活动时的力学承载要求。图 8-23 为优化后的实体部分模型在服役时的应力-

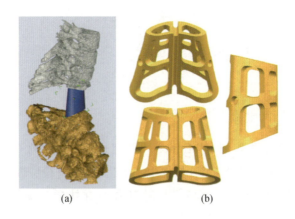

图 8-22　个性化椎间融合器原始轮廓模型和优化后框架模型

(a)原始轮廓模型；(b)椎间融合器优化后框架模型

应变云图，从图中可知，该椎间融合器的结构在400N正压力作用下的最大应力为46MPa，最大应变为13μm；在400N正压力和剪切力作用下的最大应力为63MPa，最大应变为24μm，满足力学承载的要求。

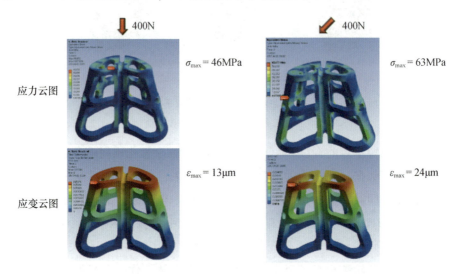

图 8-23　优化后实体框架模型应力-应变云图

为了提高骨-假体界面的骨整合性能，在椎间融合器中加入多孔结构。最终优化得到的个性化椎间融合器模型如图 8-24 所示，其中绿色部分为多孔结构，灰色部分为实体结构，留出的中空部位可以在手术过程中填入碎骨。

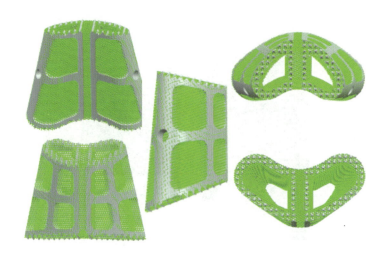

图 8-24 个性化多孔结构椎间融合器模型

8.2.2 个性化人工椎体设计

根据患者 CT 数据，利用 Mimics 软件重建患者脊柱三维模型，如图 8-25 所示。

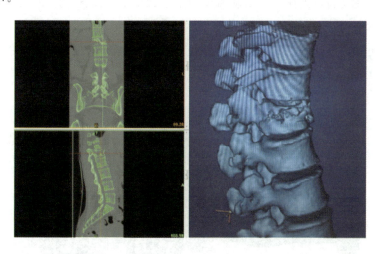

图 8-25 患者脊柱部位 CT 数据及重建的三维模型

根据肿瘤部位椎体以及相邻上下椎体结构，初步设计人工椎体外形轮廓，将人工椎体与前路固定板进行组合，设计出具有固定板结构的人工椎体一体化模型，如图 8-26 所示。

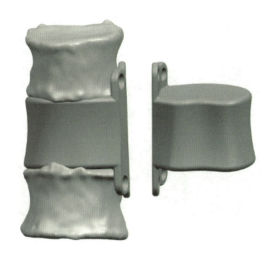

图 8-26 个性化人工椎体轮廓模型

在轮廓模型基础上进行优化设计,在满足力学强度要求的基础上对模型进行减重处理。通过 ANSYS 分析软件对优化后的模型在椎体正常服役条件下进行有限元分析,分析其应力-应变分布,对应力-应变不合理位置进行局部优化,使其满足人体正常活动时的力学承载要求。图 8-27(a)为优化后的力学支撑结构,图 8-27(b)为该模型的应力-应变云图。从 ANSYS 软件分析结果可知,设计的支撑结构在两种受力状态下最大应力为 20.3MPa,最大应变为 3.5μm,满足力学强度要求。

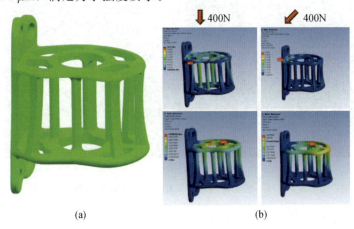

图 8-27 优化后的模型图及其有限元分析结果
(a)力学支撑结构;(b)应力-应变云图。

为促进骨-假体截面的骨整合效果,在设计的支撑结构中加入多孔结构。组合成完整的个性化多孔结构人工椎体CAD模型(图8-28(a))。将模型的实体支撑部分和多孔结构部分分别输出为STL格式文件,进行增材制造。由于不同打印参数对打印样件的最小特征和力学性能有较大影响,因此需要采用两组不同的打印参数进行一体化成形制造。成形得到的样品如图8-28(b)所示。

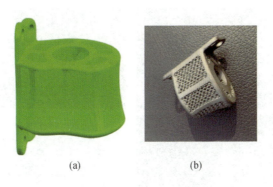

(a)　　　　　　　(b)

图8-28　个性化人工椎体模型以及增材制造的多孔钛人工椎体样件

(a)人工椎体CAD模型;(b)样品。

图8-29为实施临床植入后的X光片,从X光片可以看出,个性化多孔钛人工椎体临床应用效果良好。

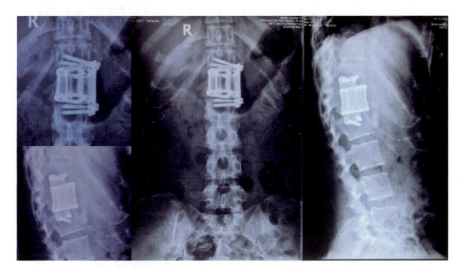

图8-29　手术植入后患者脊柱X光片

8.3　个性化骨盆假体设计

根据患者 CT 数据对骨盆和肿瘤模型进行重建，CT 数据和重建出的模型如图 8-30 所示。其中红色为肿瘤区域。

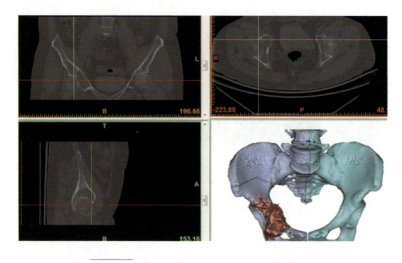

图 8-30　患者 CT 数据及骨盆三维重建模型

医生根据肿瘤区域，对模型进行模拟截骨。通过镜像操作可以得到截骨位置正常状态骨的解剖学模型，即为个性化骨盆假体轮廓模型，截骨后的骨盆模型和假体轮廓模型如图 8-31 所示。

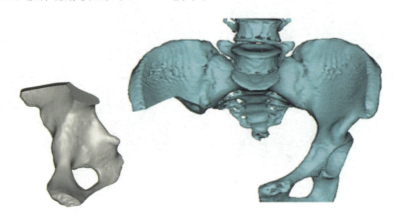

图 8-31　截骨后骨盆和假体轮廓模型

根据骨盆假体的力学承载功能需要，需保证原髋臼窝的形状大小和角度以及足够的力学强度。通过优化设计得到假体模型中承力实体结构，为保证假体力学强度的可靠性，在通过有限元分析时，通过 10 倍于正常服役状态力学条件对承力结构进行极限冲击受力状态分析。最终得到的实体承力结构模型如图 8-32 所示。其应力-应变云图如图 8-33 所示。其最大应力为 168.91MPa，最大应变为 0.25mm，满足力学强度的要求。

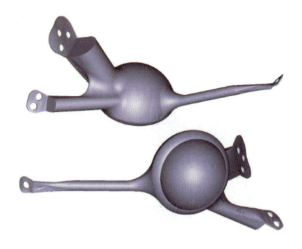

图 8-32 骨盆假体力学承载结构

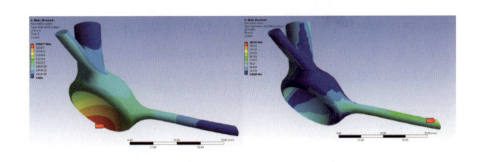

图 8-33 骨盆假体力学承载结构应力-应变云图

为促进骨整合以及周围肌肉组织的附着，促进植入后修复体功能性的重建，根据患者个性化的修复体原始模型建立多孔结构模型，如图 8-34 所示。

将骨盆假体力学承载结构与个性化多孔结构进行组合，即通过布尔运算可以得到最终的个性化多孔骨盆假体模型，如图 8-35 所示。

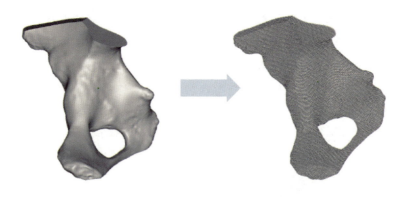

图 8-34 个性化多孔结构模型

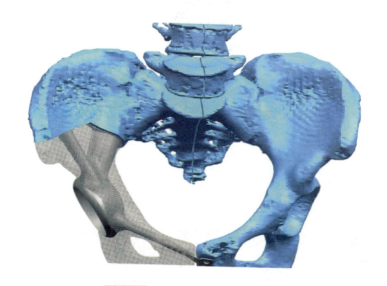

图 8-35 个性化多孔骨盆假体模型

8.4 增材制造个性化多孔钛假体在关节翻修中的应用

增材制造个性化多孔钛假体在非肿瘤性关节疾病中,主要用于存在解剖畸形的关节置换及存在复杂骨缺损的关节翻修术中。例如,上海第九人民医院报道,对存在髋关节炎的侏儒症患者,市售最小号假体仍超出患者允许范围,而采用定制假体对此类患者进行关节置换手术。但是由于增材制造金属假体在抗疲劳强度方面尚无法达到锻造假体同等水平，股骨柄假体未采用增材制造技术制造。在髋关节翻修术中，对于较大混合性缺损、骨盆连续性中断、缺损大于40%以及无法提供有效三点夹持的髋关节骨缺损可使用增材制造定制假体。假体负重区与宿主骨直接接触至关重要，而且要避免手术对重要血管神经的损伤，所以髋关节翻修手术的定制假体设计需要充分考虑假体的支撑范围、固定部位、固定方式和螺钉置入部位。对于髋臼上方溶解巨大、髂骨翼菲薄、髋臼浅平和闭孔环不完整的病例，可以设计延长固定瓣、支撑嵴、支撑体或固定翼等。增材制造的增强块和臼杯可以准确地重建股骨旋转中心，提供可靠的股骨上方支撑，而且增强块的钩形设计可帮助确定臼杯放置高度，使翻修更便捷，如图8-36和图8-37所示。使用传统工艺定制的增强块耗时长，且无骨长入性能，而动物体内试验证明增材制造多孔钛结构具有良好的骨整合效果。在存在复杂骨缺损的膝关节置换中，也见采用增材制造定制袖套及Cone的报道。上海第九人民医院骨科已利用增材制造个性化多孔钛假体对一定量患者进行了关节翻修手术并报道了满意的中期随访结果。值得注意的是，对于复杂病例增材制造模型不能100%反映有效骨量，设计增材制造定制假体时仅能大体充填。此外，增材制造工艺尚未达到锻造水平，仅应用于少部分复杂的翻修手术中。

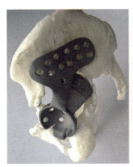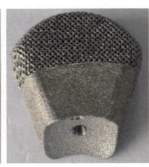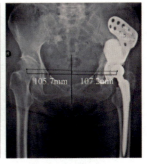

图8-36　增材制造增强块用于存在巨大骨缺损的髋关节翻修术

（资料来源：上海交通大学医学院附属第九人民医院骨科）

除此之外，在肩关节置换术中，由于部分患者存在畸形愈合或移位缺损等情况，出现结节间沟等解剖结构消失的问题，个性化定制假体再次发挥出标准假体和定制假体无可替代的优势。由于个性化定制的外形是直接由健侧模型镜像得到的，因此其完全具备了原有肱骨头所具有的包括肱骨大、小结

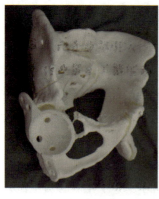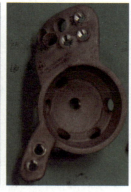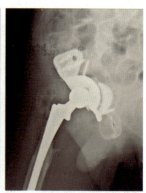

图8-37　增材制造个性化多孔钛假体用于存在巨大骨缺损的髋关节翻修术
（资料来源：上海交通大学医学院附属第九人民医院骨科）

节及结节间沟等正常解剖结构，为手术医师在安装假体时准确地还原肱骨头后倾角提供了准确的解剖学标志。

在儿童骨科中，由于儿童内置物型号差异较大，很多较小型号的内置物生产较少，内置物的选择成为制约部分手术的难题。此外，足踝部的距骨及跟骨等形态极不规则，其余跗骨、跖骨等体积较小，使用传统方法制作的内置物很难与这些细小的不规则骨相贴合。跗骨和跖骨之间有较多的关节连接，而软组织较少，因此对内置物的精细度要求较高，否则容易出现放置困难的情况。增材制造的置入物形貌大多基于患者的影像学数据，因此实现了内置物的个性化，解决了儿童足踝外科内置物型号少、难以匹配、精度不高等缺点。Smith等运用增材制造技术制造出了一种钛合金板用于手术矫正足拇内翻，这种钛合金板由于与第二跖骨较小横断面及非对称解剖结构的高度匹配，减少了传统内置物带来的应力不平衡所致的第二跖骨应力性骨折。同时由于跖骨周围软组织较少，这种高度匹配的钛合金板能够减少内置物向皮肤外突出以及对皮肤的刺激。术者将这种增材制造的钢板用于一例先天性拇内翻患儿的治疗，取得了良好的效果。

增材制造个性化多孔钛假体在足部畸形矫正术、距下关节融合术等领域均已有应用，图8-38所示为增材制造截骨导板及个性化多孔钛垫块在足踝矫正术中的临床应用。

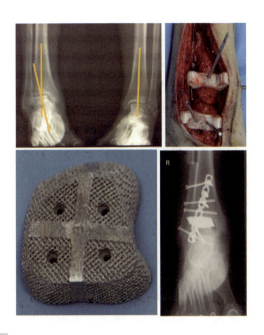

图 8-38　增材制造截骨导板及个性化多孔钛垫块用于足踝矫正术

（资料来源：上海交通大学医学院附属第九人民医院骨科）

8.5　增材制造个性化聚醚醚酮胸肋骨假体设计及临床应用

人体胸廓具有支撑和保护胸腹腔脏器作用，并参与维持呼吸运动功能。胸部肿瘤病灶的彻底切除常伴随着病变肋骨或肋软骨的部分去除，因此，能有效恢复胸廓骨性结构的连续性与完整性，维持患者正常呼吸循环功能，成为胸廓重建的重要目标。

传统假体采用不锈钢钢板或钛板弯折成形与缺损肋骨轮廓相近，并与肋骨环抱器等内固定器组配使用以完成胸廓重建功能，然而，该修复方式仍存在像骨折、支撑器械松动、皮肤激惹及破溃感染等并发症的可能。从假体设计的角度分析，截面规则的金属板难以匹配自然肋骨复杂的几何曲率和表面形貌，使假体植入后改变骨/假体的力学传递，从而影响整个胸廓骨性结构的应力分布。由此可见，个性化假体成为胸廓重建的发展趋势。

数字化技术和增材制造技术的快速发展，为个性化胸肋骨假体的设计和制造提供了可靠的技术保障。例如，采用电子束熔融（EBM）技术或激光选区熔融(SLM)技术制造钛合金胸骨假体,并成功植入患者体内实现胸廓重建。在国内,西安交通大学第一附属医院和西安唐都医院较早地开展了增材制造金属胸骨或肋骨假体置换的应用。然而,根据统计数据显示,术后出现并发症的概率仍然偏高,尤其是大块胸壁缺损更是高达27%。有些研究指出,呼吸失效的发生可能与刚性修复有关。由于金属钛合金假体的模量远大于自然骨,植入后产生应力屏蔽效应而影响假体稳定性,同时在应对摔跤、冲击等突发性状况时也存在一定局限性。因此,追求综合性能更优的个性化胸肋骨假体成为胸廓重建的关键。

聚醚醚酮以优良的生物相容性、耐腐蚀性、良好的韧性和刚性,与骨模量有很好的匹配性能,已在生物医疗领域得到广泛应用,尤其是椎间融合器和颅骨修复。然而,采用聚醚醚酮材料设计并制造胸肋骨假体的研究非常少。为了解决现有胸肋骨假体临床应用存在的问题,作者团队基于西安交通大学李涤尘教授团队长期研究聚醚醚酮增材制造的成果,开展了增材制造个性化聚醚醚酮胸肋骨假体的研究和临床应用。根据患者CT数据提取自然肋骨的关键信息,提出一种新的个性化肋骨假体设计方法以提高增材制造假体的质量,并通过熔融沉积成形(FDM)技术进行制造;采用有限元分析和生物力学测试检测假体的综合力学性能,最终,使假体进入临床试用,有效完成胸廓重建。

个性化胸肋骨假体设计基本流程:医生诊断与扫描检查、骨骼三维模型构建、制定术前规划、个性化假体设计与优化、假体力学性能分析、假体的迭代优化设计。设计流程如图 8-39 所示。整个流程涉及多学科交叉融合,需要医工交互紧密结合,通过将个性化假体替代自体骨骼实现疼痛减轻和功能修复。按照上述设计流程,具体设计准则有医工结合准则、形貌复原准则、可靠固定准则、力学性能匹配准则、功能恢复准则、适应性准则等。

采用 Mimics 软件加载患者术前 CT 扫描的图像数据,通过设定不同灰度阈值分别构建人体胸廓骨架、肋软骨及肿瘤的三维模型,不仅使术前方案的制定更加清晰准确,还为个性化假体设计提供了原始数据。按照临床手术规范并同医生沟通,在软件中模拟术中临床截骨,通常将肿瘤边缘外延20～30mm 作为截骨区域保证病灶的彻底切除。根据切除后病变骨骼模型设计个性化假体。此外,对于胸廓骨形修复区域存在骨或肋软骨缺失情况,可按照骨架结构对称性采用镜像操作重获缺损区域骨骼数据。由于自然肋骨或肋软骨的表面几何形貌复杂,呈现出非均匀截面形状,并包含外层的皮质骨与内

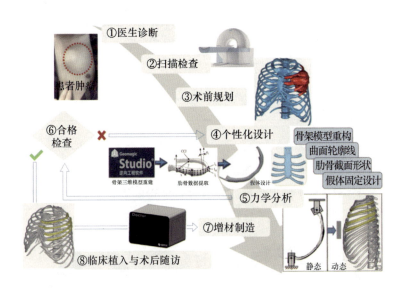

图 8-39 个性化胸肋骨假体设计流程

部的松质骨,故可以采用以下个性化假体设计思路:肋骨假体的主体参照病变自然肋骨的数据信息,并在假体两端设计紧固装置,最终通过增材制造一体成形。常见固定方式有钛钉固定或不锈钢钢丝捆绑。

为了保证个性化假体的强度和韧性,并降低熔融层积成形产生的台阶效应对假体服役性能的影响,采用有限元分析法对假体进行生物力学评价。由于不同工况下完整胸廓骨架中每根肋骨实际承载的研究相对较少,因而,肋骨假体的力学分析更侧重于模拟在自然肋骨临近骨折时假体的应力-应变分布规律,并与 PEEK 材料屈服强度比较以检验假体强度。选取病变区域的单根自然肋骨,按照临床术前规划进行截骨,将设计好的假体与剩余肋骨装配,构建个性化假体有限元分析的几何模型,同时将整根自然肋骨作为对照组进行比较。将两类模型都导入 Abaqus 软件,并设置各组件的材料属性,如表 8-3 所示。其中所有材料均定义为线弹性各向同性,而且肋骨包含外层厚度为 0.7mm 的皮质骨和内部的松质骨。边界条件:肋骨后端与胸椎接触面全部约束,前端通过与参考点相耦合约束载荷平面的平移与旋转自由度。载荷条件:沿矢状轴向后方 10mm 位移以模拟肋骨骨折。通过提取每个模型各组件的米塞斯(Mises)应力结果,与自身材料屈服强度比较,以检验假体性能是否满足要求。

表8-3 假体有限元分析各组件的材料属性

组件名称	弹性模量/GPa	泊松比	屈服强度/MPa
肋骨皮质骨	12	0.3	88
肋骨松质骨	0.04	0.45	2.2
肋骨植入物	2.8	0.3	56~88

结果显示（图8-40），在自然肋骨临近骨折条件下，假体的最大米塞斯应力低于自身材料的屈服强度，能有效满足日常生理活动的强度要求。同时，由于PEEK材料的弹性模量与皮质骨接近，使得两者在力学传递时比较均匀，能有效避免应力遮挡效应，降低假体松动发生的可能性。

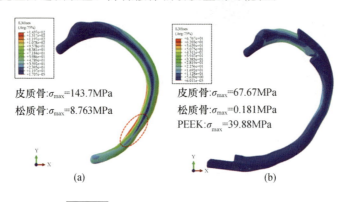

图8-40 不同模型组件的米塞斯应力分布
(a)自然肋骨模型；(b)个性化假体模型。

采用熔融沉积成形技术制造个性化假体，其工作原理是将丝状的PEEK熔丝从加热的喷嘴挤出，按照预设定的制造路径以一定速率进行溶体沉积，依次完成假体所有切片的制造。为了获取最优的工艺以制备胸肋骨假体，按照标准ISO 527-1-2012和ISO178，通过FDM加工标准试样研究不同工艺参数对力学性能的影响。采用万能试验机对个性化假体进行弯曲测试，检测假体在自然肋骨骨折极限条件下的生物力学性能，并与有限元结果进行对比，全面评估肋骨假体的力学性能，如图8-41所示。

个性化假体弯曲测试位移变化趋势与有限元分析结果相近，而且整个测试过程中在最大形变处均未观察到微裂纹，如图8-42所示。卸载后假体能恢复原始长度，结果表明：PEEK假体既能保证缺损胸壁的支撑强度，又能使局部胸壁获得一定程度的活动度，在应对突发情况时具有缓冲与保护的优

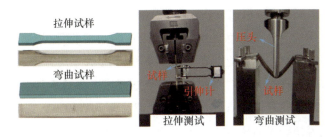
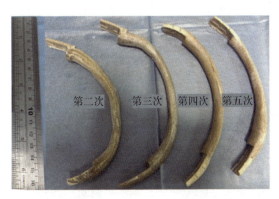
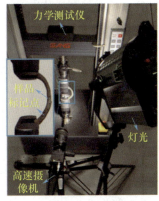

图 8-41　个性化 PEEK 胸肋骨假体样件及力学性能检测

势。此外，PEEK 假体在 CT 中弱显影，可避免了影像学检查中的伪影干扰，便于术后持续跟踪观察假体长期的稳定性。

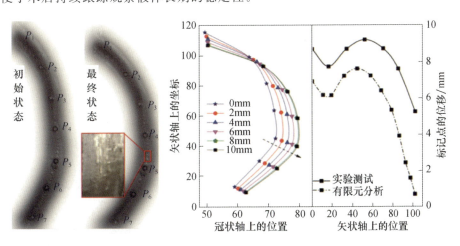

图 8-42　增材制造 PEEK 胸肋骨假体弯曲测试结果

患者，男，43岁，78kg，O型血，因剧烈疼痛就诊于空军军医大学唐都医院，经检查确诊为肋骨恶性肿瘤，并侵蚀左侧4根肋骨（第2～5根肋骨），为患者实施肿瘤摘除与胸廓重建手术。图8-43所示分别为患者的CT扫描、术前规划、假体设计与分析、增材制造、临床手术及术后观察。手术耗时6h，切除的骨肿瘤样本重达550g，而每根肋骨假体平均仅27g。选用3根PEEK肋骨假体完成置换，术后胸廓稳定性及胸廓外观形态良好。术后10天患者伤口愈合，复查时胸腔无积液，人工假体与自体组织并未排异反应。出院后随访5个月，患者无任何不适，能正常生活。

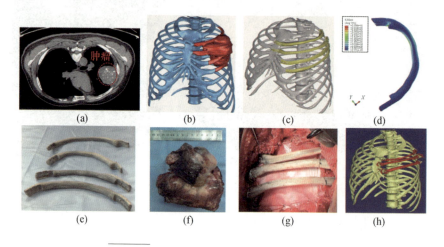

图8-43 个性化胸肋骨假体设计和临床应用

(a)患者CT数据；(b)胸廓骨架与肿瘤三维模型重构及术前规划截骨；
(c)个性化肋骨假体设计；(d)假体力学性能的有限元分析；(e)个性化PEEK肋骨假体；
(f)恶性肿瘤标本；(g)临床假体植入；(h)术后观察。

8.6 SLM多孔钽假体临床应用

案例一，患者，84岁，男性，AORI Ⅲ型巨大骨缺损膝关节翻修，术前对患者CT数据进行三维重建，根据患者骨缺损模型设计多孔垫块假体，增材制造出多孔钽垫块以及病人患骨模型树脂原型，在患骨模型上模拟手术操作，进行装配试验，确认手术方案的安全性和可行性，然后实施手术。多孔钽垫块CAD模型和多孔钽垫块实物如图8-44所示，患者胫骨巨大骨缺损X光片和术中显示如图 8-45 所示,多孔钽垫块手术植入及术后 X 光片如图 8-46 所示。这种个性化多孔假体设计和增材制造,以及在患骨模型上模拟手术操作,使得实际手术的操作流程大大简化,手术时间大幅缩减,并减少了手术并发症,也使得假体植入后的长期稳定性得到有效保证。

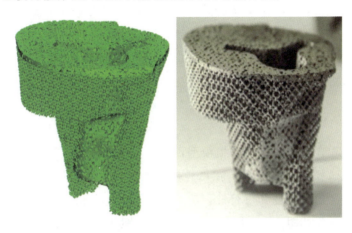

图 8-44　多孔钽垫块 CAD 模型和多孔钽实物模型

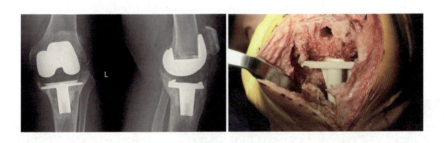

图 8-45　骨缺损 X 光片及术中缺损显示

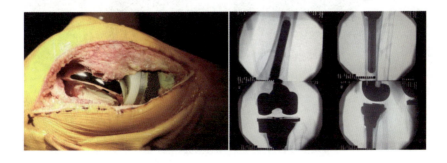

图 8-46　多孔钽垫块植入及术后 X 光片

术后第 1 天,患者就能在帮助下下床活动,手术后第 6 天,患者出院进行后续康复治疗、训练。手术主刀医生为陆军军医大学西南医院关节外科主任杨柳教授,此病例是全球首例个性化增材制造多孔钽垫块植入的全膝关节翻修手术。

案例二,患者,83 岁,女性,左膝置换术后 10 年余,疼痛 4 年,加重伴功能障碍 2 年,体格检查结果显示左膝活动范围屈伸 0～70°,左下肢短缩约 1.5cm,X 光片提示假体完全松动下沉,巨大骨溶解,AORI Ⅲ型骨缺损,患者完全无法下地行走。与前例患者相比,此患者胫骨缺损更加严重并伴股骨严重骨缺损,目前市场上标准的膝关节翻修垫块无法满足要求。个性化多孔钽垫块的设计和增材制造,以及手术流程与前一例类似,先利用患者 CT 数据进行三维重建,根据患者骨缺损模型设计多孔垫块假体,打印出多孔钽垫块以及病人患骨模型树脂原型,在患骨模型上模拟手术操作,进行装配试验,确认手术方案的安全性和可行性,然后实施手术。多孔钽垫块及在患骨模型上模拟手术操作如图 8-47 所示,个性化多孔钽垫块手术植入及术后 X 光片如图 8-48 所示。手术主刀医生为陆军军医大学西南医院关节外科主任杨柳教授。本例手术预计 4h 完成,由于术前规划和模拟手术操作工作落实得十分扎实,实现了植入假体与缺损部位的精准匹配,使手术操作模块化,最终不到 2h 就又快又好地完成了整台手术,大大降低手术医生的劳动强度,减轻了病人的病痛。

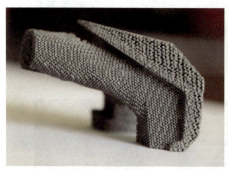 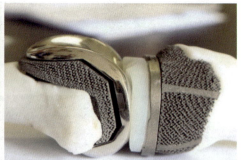

图 8-47 多孔钽垫块及模拟手术操作

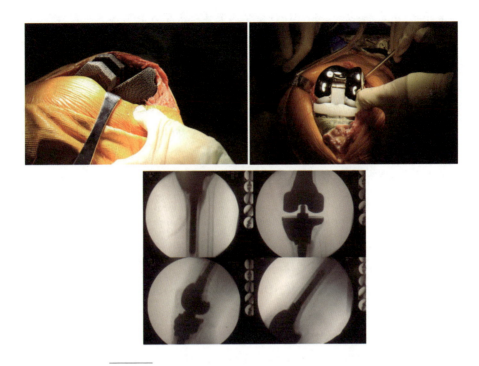

图 8-48 个性化多孔钽垫块手术植入及术后 X 光片

参考文献

[1] 罗金超,胡敏. 下颌骨缺损修复重建现状及研究进展[J]. 中华整形外科杂志,2012,28(1):78-80.

[2] WANG X, XU S, ZHOU S, Xu W, et al. Topological design and additive manufacturing of porous metals for bone scaffolds and orthopaedic implants: A review[J]. Biomaterials,2016,83:127-141.

[3] MERTENS C,LÖWENHEIM H,HOFFMANN J. Image data based reconstruction of the midface using a patient-specific implant in combination with a vascularized osteomyocutaneous scapular flap[J]. Journal of Cranio-Maxillofacial Surgery,2013,41(3):219-225.

[4] SUTRADHAR A,PAULINO G H,MILLER M J,et al. Topological optimization for designing patient-specific large craniofacial segmental bone replacements [J]. Proceedings of the National Academy of Sciences of the United States of America,2010,107(30):1322-1327.

[5] 崔宇韬,李祖浩,万谦,等. 3D打印金属假体在关节外科的临床应用[J]. 中国修复重建外科杂志,2019,8:1-4.

[6] 林嘉宜,袁伟壮,张洪武. 医用3D打印材料应用与骨缺损修复的研究进展[J]. 中国临床解剖学杂志,2017.

[7] MAO Y,XU C,XU J,et al. The use of customized cages in revision total hip arthroplasty for Paprosky type Ⅲ acetabular bone defects[J]. Int Orthop, 2015,39:2023-2030.

[8] WANG S,WANG L,LIU Y,et al. 3D printing technology used in severe hip deformity[J]. Exp Ther Med, 2017,14:2595-2599.

[9] WANG B,HAO Y,PU F,JIANG W,et al. Computer-aided designed, three dimensional-printed hemipelvic prosthesis for peri-acetabular malignant bone tumour[J]. Int Orthop, 2018,42:687-694.

[10] ARAGON J, PEREZ MENDEZ I. Dynamic 3D printed titanium copy prosthesis: a novel design for large chest wall resection and reconstruction [J]. J Thorac Dis,2016,8 (6):385-389.

[11] MORADIELLOS J,AMOR S,CORDOBA M,et al. Functional Chest Wall Reconstruction With a Biomechanical Three-Dimensionally Printed Implant [J]. Ann Thorac Surg,2017,103 (4):389-391.

[12] WANG L,CAO T,LI X,et al. Three-dimensional printing titanium ribs for complex reconstruction after extensive posterolateral chest wall resection in lung cancer[J]. Thorac Cardiovasc Surg,2016,152 (1):5-7.

[13] 刘勇恩. 3D打印定制人工胸骨带肋骨假体植入修复胸壁缺损一例[J]. 中国胸心血管外科临床杂志,2017,21 (1):84.